AF203350

Kontaktadresse nach EU-Produktsicherheitsverordnung:
produktsicherheit@fischerverlage.de

Haben Sie manchmal das Gefühl, daß Sie sich viel zu wenig um Ihr eigenes Wohlbefinden kümmern? Möchten Sie sich rundherum richtig gut fühlen, wissen aber nicht genau, wie Sie das erreichen können? Dann lesen Sie dieses Buch. In vier Kapiteln widmen sich die AutorInnen mit einer ganzheitlichen Sichtweise dem Körper und seinen Funktionen. Sie vereinen überliefertes naturheilkundliches Wissen mit modernen medizinischen Erkenntnissen. Ihr Ziel ist es, die Lebensqualität in allen Bereichen zu optimieren und den Spaß am Essen, an der Bewegung sowie am Leben insgesamt zu reaktivieren. Ohne Fachchinesisch werden Sie dazu animiert, Ihre Lebensweise zu überdenken und nachhaltig zu ändern. Gute Ausstrahlung, positives Denken, im Chaos den Überblick behalten: Mit **BioTUNING** erreichen Sie Ihre persönliche Bestleistung.

Dr. med. Petra Bracht, geboren 1956, Ärztin für Allgemeinmedizin und Naturheilverfahren, Lehrauftrag für Ernährung und Gesundheit an der Universität Frankfurt am Main. Zahlreiche Publikationen zu den Themen Vorbeugung, Ernährung und Orthomolekularmedizin. Gesundheitsexpertin für Rundfunk und Fernsehen.
Roland Liebscher-Bracht, geboren 1956, leitet den Gesundheitszweig eines internationalen Verbandes für chinesische Bewegungskunst, spezialisiert auf die Zusammenhänge zwischen Bewegung und Gesundheit, insbesondere Schmerzen- und Gelenkverschleiß. Er entwickelte die ReiYoga-Bewegungs- und Schmerztherapie.
Brigitte Roth, geboren 1956, studierte Sport- und Germanistik an der Universität in Frankfurt am Main. Sie war zunächst bei der »Neuen Ärztlichen« tätig und ist jetzt Redakteurin beim Lokalteil der »Frankfurter Allgemeinen Zeitung«. Ihre Spezialgebiete sind Medizin und Gesundheitspolitik.

Unsere Adresse im Internet: www.fischerverlage.de

Dr. med. Petra Bracht
Roland Liebscher-Bracht
Brigitte Roth

BioTUNING

Coaching für ein leichteres Leben
Endlich richtig bewegen,
gesund essen – gut fühlen!

Fischer Taschenbuch Verlag

Für unsere Söhne Raoul und Julien

4. Auflage

© 2022 S. Fischer Verlag GmbH,
Hedderichstr. 114, 60596 Frankfurt am Main

Lizenzausgabe mit freundlicher Genehmigung des
Innoventia Verlags, Ostheim
Die Originalausgabe erschien
unter dem Titel »BioTUNING: Leichter leben!«
Copyright © 2001 Innoventia Verlag, Ostheim
Druck und Bindung: BoD – Books on Demand GmbH,
Norderstedt, Germany
ISBN 978-3-596-16878-1

Inhalt

ENDLICH GESUNDHEIT VERSTEHEN

Jeder möchte gerne leichter leben:
gesund, leistungsfähig, voller Energie, also
bis ins hohe Alter geistig und körperlich
fit sein.
Das ist auch möglich – aber wie?

Endlich Gesundheit verstehen

Gute Ausstrahlung, überzeugendes Auftreten, auch im Streß konzentrierte Ruhe aufbringen, im Chaos den Überblick behalten, intuitive Sicherheit im Handeln, heitere Gelassenheit im Kreis von Familie und Freunden, während sich beruflich alles überschlägt …

All das hat eine Grundlage. Schon in der Antike wußte man: In einem gesunden Körper wohnt ein gesunder Geist. Dieses Buch ist für all die Menschen geschrieben, die Spaß am Leben haben und es so lange wie möglich genießen wollen: in hoher Lebensqualität und mit Lebensfreude. Egal ob Teenager, in der Midlife-crisis oder Methusalem – jeder möchte gerne gesund, leistungsfähig, voller Energie, also bis ins hohe Alter geistig und körperlich fit sein – leichter leben. Das ist auch möglich, aber wie?

BioTUNING: die Wissenschaft vom Leben

Mit BioTUNING haben wir einen neuen Begriff eingeführt. Er steht für eine spezielle Vorgehensweise, um leichter leben zu können. Im BioTUNING werden uraltes Naturheilkundewissen und moderne Medizin verknüpft mit neuesten naturwissenschaftlichen Erkenntnissen.

Wir wollen nicht behaupten, das hier vorgestellte Konzept sei das einzig Richtige oder Wahre. Aber es beinhaltet für jeden gültige Prinzipien, die über Ihren Zustand bestimmen. Lernen Sie diese kennen und entscheiden Sie dann selbst.

Tuning hat im übrigen nichts mit Doping zu tun. Doping heißt aufputschen. Es ist im Leistungssport, aber auch im

Beruf und mittlerweile sogar im Wellnessbereich verbreitet, um kurzfristige Leistungssteigerungen herbeizuführen.

BioTUNING: Die körperlichen und geistigen Funktionen in Bestform bringen

Beim Doping werden meist künstliche, synthetische Mittel eingesetzt, um dem Körper Leistungen abzuverlangen, die er von alleine auf diese Art nie erbringen würde. Diesem Doping stellen wir das BioTUNING gegenüber. Tuning heißt fein abstimmen, fein einstellen. Die körperlichen und geistigen Funktionen auf natürliche Art so in Einklang zu bringen, daß das System Mensch einwandfrei funktionieren kann.

Mit anderen Worten: Sie können Ihre persönliche Bestleistung in Alltag, Beruf und Sport durch stetige, systematische Steigerung der Gesundheit mit natürlichen Mitteln und Methoden erreichen. Ihr ganzes Leben lang – also auch bis ins hohe Alter.

Fit – ein Leben lang?

Können Sie sich erinnern, wie Sie sich fühlten, als Sie jung waren, als Sie Kind waren? Sie hatten, wie die meisten von uns, grenzenlos Energie. Als junge Erwachsene konnten

Ob im Alter alt und kränklich oder gesund und jung: Das liegt in Ihrer Hand

Sie Nächte durchfeiern und waren trotzdem am nächsten Tag fit. Als Kind konnten Sie essen, was und soviel Sie wollten, ohne daß Sie fett und unansehnlich wurden. Sie bewegten sich und spielten den ganzen Tag, hatten endlos Ausdauer. Wenn Sie in der Schule sitzen mußten, dann rutschten Sie spätestens nach der zweiten Stunde unruhig auf dem Stuhl hin und her. Sie stürmten beim Klingeln in die große Pause, um sich wieder richtig austoben zu können. Und vor allem: Als Kinder waren die meisten unbeschwert, schliefen tief und fest, hatten vielleicht ab

Herrschende Meinung:

▶ Mit dem Alter kommen die Krankheiten
▶ Gelenke sind Verschleißteile
▶ Krankheiten kommen von außen
▶ Mit spätestens 70–80 ist man Pflegefall
▶ Je älter desto mehr Schmerzen
▶ Krebs oder Herzinfarkt – Glück oder Pech
▶ Je älter desto unbeweglicher

Vergessen Sie das!

Negativ-Fakten:

▶ Todesursache Nr. 1: Herz-Kreislauf-Erkrankungen, jeder 3. stirbt daran – Tendenz steigend
▶ Todesursache Nr. 2: Krebserkrankungen, jede 6. Frau stirbt an Brustkrebs – Tendenz steigend
▶ In den letzten 50 Jahren hat sich die Spermienzahl des Mannes auf 1/3 reduziert
▶ 25 % der Ehepaare sind ungewollt kinderlos
▶ 1/3 der Bevölkerung erreicht nicht das Pensionsalter
▶ 13,5 % des Bruttosozialprodukts (BSP) wird in Deutschland für das »Gesundheitswesen« ausgegeben – wir liegen im Durchschnitt der Lebenserwartung nur an der 10. Stelle – zum Vergleich: Japan 3 % BSP liegt an der 1. Stelle
▶ Mehr als 30 Millionen Menschen leiden in Deutschland an diagnostizierten Allergien
▶ 80 % der Kosten wegen Frühberentung entstehen wegen Rückenbeschwerden
▶ Jedes 3. Schulkind und jeder 2. Erwachsene klagen über Schmerzzustände
▶ 70–90 % der Älteren leiden unter chronischen Schmerzen
▶ 50 % der deutschen Bevölkerung sind übergewichtig – mit allen Folgen für die Gesundheit – Tendenz steigend

und zu einen Schnupfen. Einen Arzt brauchten sie eher selten.

Auch Sie können sich diesem jugendlichen Zustand, in dem es sich leichter leben läßt, wieder annähern.

Jung und gesund – alt und krank?

Die meisten Menschen begehen einen riesigen Denkfehler! Mit zunehmendem Alter sehen Sie, wie bei Bekannten und Freunden, Arbeits- oder Vereinskollegen Krankheiten, Übergewicht, Bewegungseinschränkungen und Sorgen überhandnehmen. Älterwerden wird gleichgesetzt mit geistigem und körperlichem Verfall – das Leben fällt immer schwerer.

Ausnahmen werden als nicht nachvollziehbare Glücksfälle abgespeichert. Meist wird »die nun halt mal hervorragende Erbmasse« dafür verantwortlich gemacht, die dieser Glückliche von seinen Eltern mit den Genen auf den Weg bekam. Selbstverständlich spielt die Veranlagung eine große Rolle. Sie ist gewissermaßen die Basis. Aber jeder weiß, daß selbst der reichste Mensch irgendwann einmal arm wird, wenn er nicht verantwortungsbewußt mit seinem Geld umgeht. Andererseits können wir mit winzigem Kapital Reichtümer erlangen, wenn wir uns bemühen und gute Ideen in die Tat umsetzen. Viele Faktoren spielen eine Rolle. Sie entscheiden, ob das Kapital sich vermehrt oder dahinschmilzt.

Betrachten Sie Ihre Erbmasse als Anfangskapital. Der Rest liegt in Ihrer Hand.

Die schockierende Realität

Es scheint, als ob vielen dieser Zusammenhang nicht bekannt ist, denn um den Gesundheitszustand der Bevölkerung der Industrienationen ist es nicht gut bestellt: Jeder dritte stirbt an den Folgen von Herz-Kreislauf-Erkrankungen; die zweithäufigste Todesursache sind Krebserkrankungen – die Zahl der Krebspatienten nimmt trotz intensivster Forschungen stetig zu. Innerhalb der letzten 50 Jahre hat sich die Spermienzahl der Männer auf ein Drittel reduziert. Wen wundert es dann noch, daß über 25 Prozent der Ehepaare ungewollt kinderlos bleiben?

Allergien sind heutzutage so selbstverständlich wie mindestens ein Auto pro Familie. Es wird geschätzt, daß 30 Millionen Menschen in Deutschland bereits Allergiker sind. Wußten Sie, daß jedes dritte Schulkind und jeder zweite Erwachsene über chronische Schmerzen klagen, daß 80 Prozent der Kosten für die Frühberentung wegen chronischer Rückenbeschwerden entstehen? Chronische Schmerzen, egal ob im Rücken, an den Hüft- oder Kniegelenken oder an anderer Stelle sind bei 70 bis 90 Prozent der Menschen über 50 Jahre inzwischen zum Dauerzustand geworden, ganz zu schweigen von den dadurch entstehenden Kosten.

Mehr als 50 Prozent der Deutschen fühlen sich nicht nur zu dick, sie sind es auch.

Und ein Drittel der Menschen erreicht das Pensionsalter nicht. Die, die es schaffen, leiden oft mehr als daß sie leben.

Jeder Mensch besitzt zwei Alter!

Fragen Sie jemanden nach seinem Alter, antwortet er sofort mit dem rechnerischen Alter, das sich aus seinem Geburtsdatum ergibt. Aber dieses Alter sagt nichts über Ihre Verfassung aus. Nehmen Sie zwei Vierzigjährige. Spätestens nach einer Blutuntersuchung und der Bestimmung anderer Gesundheitswerte stellen sich gravierende Altersunterschiede heraus. Dann zeigt sich, daß der eine Werte eines Fünfundzwanzigjährigen und der andere die eines Fünfzigjährigen hat! Genau das müssen Sie sich klarmachen: Oft besteht ein gravierender Unterschied zwischen dem rechnerischen und dem biologischen Alter.

Es gibt Fünfundzwanzigjährige mit Arthrose, Gefäßverengungen und Bluthochdruck, aber eben auch Siebzigjährige in sehr guter Verfassung. Das ausschlaggebende Alter ist Ihr biologisches, messbar mit speziellen Geräten.

Betrachten Sie ab sofort Ihr rechnerisches Alter nur noch als eine Zahl, der Sie für den Rest Ihres Lebens ein Schnippchen schlagen wollen. Unterbieten Sie Ihr rechnerisches Alter!

Ihr rechnerisches Alter für den Ausweis, Ihr biologisches Alter für Ihr Leben

Übrigens: Vom Äußeren eines Menschen läßt sich leicht auf sein Inneres schließen. Sie sehen so jung aus, wie Sie innerlich sind.

Jungsein – die andere Definition von Gesundheit

Für die meisten Menschen bedeutet Gesundheit frei von Krankheiten zu sein. Davon sollten wir uns lösen. Gesundheit ist nichts Passives, das sich daraus ergibt, daß Negatives ausbleibt.

Sich jung fühlen und sein – die andere Definition von Gesundheit

Gesundsein hängt vom körperlichen und geistigen Energielevel ab. Die Energie ist die Meßlatte, an der sich ablesen läßt, wie gesund, krank, fit und leistungsfähig Sie sind.

Gesundsein heißt Jungsein. Es bedeutet, sich aktiv um seine Fitneß, seine Leistungsfähigkeit, die eigene Kreativität, sein Glücksgefühl im Leben zu kümmern. Die Skala ist nach oben offen. Sie entscheiden.

Machen Sie Ihre jährlichen Klassentreffen zu Erfolgserlebnissen, bei denen Sie sehen und spüren, daß Sie auf dem richtigen Weg sind. Fühlen Sie sich, egal wie alt Sie sind, um Jahre jünger.

Nicht möglich? Fangen Sie an, sich an den Gedanken zu gewöhnen, daß dies alles machbar ist – und das Beste: Sie müssen nicht verzichten und sich pausenlos kasteien. Kleine Inkonsequenzen, bei denen Sie sich wohlfühlen, tun Ihnen im Endeffekt besser als verkrampfte Prinzipienreiterei mit herunterhängenden Mundwinkeln.

Offen für Neues!

»Es ist leichter einen Atomkern zu spalten als ein Vorurteil.«

Dieses Zitat von Albert Einstein spricht ein zentrales Problem der Menschen an. Die herrschende Meinung ist ein einziges Vorurteil, weil die wenigsten sie für sich

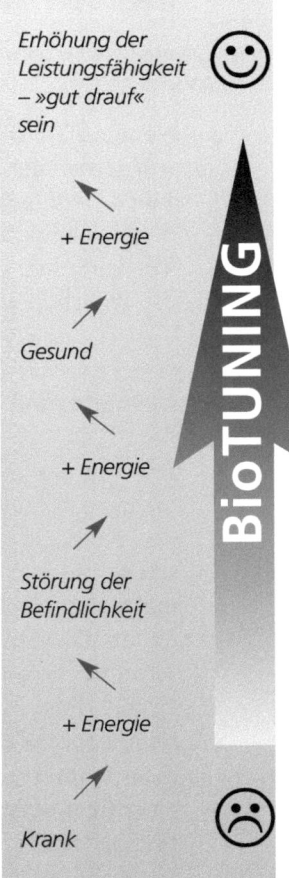

Energiesteigerung

Erhöhung der Leistungsfähigkeit – »gut drauf« sein

+ Energie

Gesund

+ Energie

Störung der Befindlichkeit

+ Energie

Krank

BioTUNING

überprüft haben. Sie hält viele davon ab, offen für Neues zu sein und Vertrauen in nicht bekannte Möglichkeiten zu haben.

Lassen Sie sich die Freiheit, verschiedene Meinungen zu überprüfen, bevor Sie sich festlegen, etwas zu glauben.

»Autoritätsgläubigkeit ist der größte Feind der Wahrheit« (ebenfalls Einstein).

Glauben Sie nur, was Sie selbst ausprobiert haben

Wie oft hat sich die von Autoritäten definierte Wahrheit als unwahr und falsch herausgestellt. Nehmen Sie die früher vermeintliche Tatsache, die Sonne würde sich um die Erde drehen, die Meinung der fünfziger Jahre, Röntgenstrahlung sei so ungefährlich, daß sogar beim Schuhkauf der Fuß durchleuchtet wurde, oder die Versicherung, Contergan sei nebenwirkungsfrei. Wie oft ist die Wahrheit von heute der Irrtum von morgen?

Niemand muß an Krankheiten sterben!

Jetzt werden Sie sofort sagen: »Ja, woran denn sonst, wenn nicht an Krankheiten?« Das ist völlig verständlich, denn was beobachten und lesen Sie tagtäglich? Fast alle Menschen, die nicht bei Unfällen ums Leben kommen, sterben mehr oder weniger qualvoll an den verschiedensten Krankheiten. Das muß aber nicht sein. Auch Sie haben schon von Ausnahmen gehört.

Es gibt diese Menschen, sie werden älter als 90 Jahre, legen sich abends alt, aber gesund ins Bett und wachen morgens nicht mehr auf. Auch wenn dies heute selten ist – so soll es eigentlich sein. Das Leben erlischt wie eine heruntergebrannte Kerze, wenn die Lebenskraft zu Ende geht.

Sie können viel älter werden als Sie denken!

In der neuen Altersforschung ist unzweifelhaft nachgewiesen, daß die Reproduzierbarkeit der einzelnen Zellen eine Lebensdauer von mindestens 120 Jahren zuläßt.

Viele Versuche an Säugetieren haben gezeigt, daß sich die durchschnittliche Lebenserwartung verdoppeln läßt. Multiplizieren Sie das heutige Durchschnittsalter mit nur 1,6, ergeben sich schon mehr als 120 Jahre.

Aber ist Altwerden überhaupt erstrebenswert?

Viele reagieren abwehrend bis panisch auf diese Möglichkeit: »Um Gottes willen, bloß nicht!« Wo kommen diese spontanen Reaktionen her? Natürlich resultieren sie aus den Assoziationen mit dem Alter, die da lauten: Krankenhaus oder Altersheim, Intensivstation, Pflegefall, Alzheimer. Das wünscht sich natürlich keiner. Denn das hieße nur, Leiden zu verlängern.

Muß die Lebensqualität mit zunehmendem Alter sinken?

Die heute statistisch steigende Lebenserwartung der Menschen hat viel mit verbesserter Hygiene und der drastischen Reduzierung der Säuglingssterblichkeit zu tun – es handelt sich also um einen rein statistischen Zusammenhang.

Sie können bei hoher Lebensqualität so alt werden, wie Sie möchten

Hinzu kommt die künstliche Lebensverlängerung durch die Apparatemedizin. Menschen werden von Maschinen jahrelang am Leben erhalten. Nicht falsch verstehen: Die moderne Medizin hat hervorragende Arbeit in den letzten 100 Jahren geleistet. Jedoch werden diese Fortschritte oftmals nicht nur zum Wohle der Menschen eingesetzt.

Das Resultat dieser gut gemeinten Bemühungen ist, daß

die Lebenserwartung seit Jahren steigt, gleichzeitig aber die Lebensqualität mit zunehmendem Alter rapide sinkt. Falsche Konsequenz: bloß nicht alt werden!

Alt werden – aber jung bleiben

Erinnern Sie sich? Es gibt ein rechnerisches und ein biologisches Alter! Also seien Sie 75, wenn Sie Ihren 90. Geburtstag feiern. Wie lange dieses Leben dauern soll, können Sie selbst entscheiden.

Aber egal wie lang – bleiben Sie jung! Bleiben Sie voll bewegungsfähig, ohne Krankheiten und geistig fit, leben Sie leichter!

Sie müssen sich nicht von Krankheiten einschränken lassen, auch nicht mit zunehmendem Alter

Was für ein Gedanke! Mit jedem Lebensjahrzehnt steigt die Erfahrung, das Wissen. Welch kostbarer Schatz, den Sie Ihren Kindern oder Urenkeln weitergeben können! Denken Sie an die Möglichkeiten, wenn Sie einmal nicht mehr arbeiten: Zeit für Hobbys, Reisen und neue Lebensperspektiven. Wie wäre es mit einem Universitätsstudium, einer Ausbildung, zu der Sie im Arbeitsleben keine Zeit hatten? Einem Posten in einer gemeinnützigen Organisation, deren Arbeit Sie über Jahrzehnte bewunderten? Ihren Phantasien sind keine Grenzen gesetzt.

Vor allem aber: Egal, was Sie tun, Sie sind selbständig, nicht auf fremde Hilfe angewiesen: geistig und körperlich fit.

Warum entstehen Krankheiten?

Das BioTUNING-Konzept vermittelt ein modernes Verständnis von Krankheiten. Diese entstehen ausschließlich durch ein unzureichendes Zusammenspiel von Stoffwechsel, Bewegung und Denken. Dabei können die Anteile der negativen Ursachen unterschiedlich sein. Kommt zuviel zusammen, steigt die Wahrscheinlichkeit, schließlich krank zu werden. Doch der Stoffwechsel ist immer im Spiel.

Die meisten Menschen denken, Krankheiten kämen von außen oder aus heiterem Himmel. Irgendwelche Feinde greifen uns an. Was früher die bösen Geister und Dämonen waren, sind heute Mikroben. Richtig

Krankheiten sind Anstrengungen Ihres Körpers, zu gesunden

aber ist: Krankheiten kommen immer nur von innen und sind Bemühungen des Körpers, irgendeinen Ballast – Abfälle, die überhandnehmen, oder stark schädigende Substanzen – wieder los zu werden. Sie kennen diese Ablagerung: als Verkalkung im Gehirn, in Gelenken oder Muskeln beispielsweise. Oder in den Blutgefäßen, wo sie irgendwann einen Herzinfarkt, Gehirnschlag oder eine Lungenembolie auslösen. Unser Körper verfügt über unendlich viele Möglichkeiten, die Versorgung seiner 60 Billionen Zellen sicherzustellen. Alle leichteren Erkrankungen können Sie als Versuche verstehen, Abfall hinauszubefördern (Schnupfen, Hautunreinheiten) oder durch Temperaturerhöhung unerwünschte Stoffe abzutöten. Erst wenn unser Körper über Jahre hinweg geschädigt wird oder extrem belastende Substanzen hineingeraten, funktionieren diese gesunderhaltenden Mechanismen nicht mehr. Zunächst stellen sich Befindlichkeitsstörungen ein, irgendwann brechen Krankheiten aus.

Krankheitserreger sind stets existent. Sie stellen aber für einen »ge-

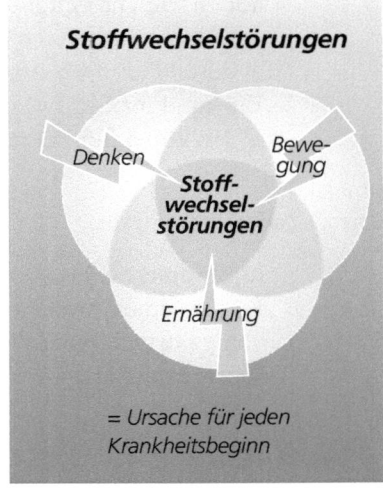

Stoffwechselstörungen

Denken
Bewegung
Stoff-wechsel-störungen
Ernährung

= Ursache für jeden Krankheitsbeginn

sunden« Menschen überhaupt kein Problem dar. Drei Personen geraten in eine Wolke voller Grippeviren, zum Beispiel in der S-Bahn. Der eine liegt wochenlang flach mit hohem Fieber und einer Lungenentzündung, der andere reagiert nur mit einer leichten Temperaturerhöhung und ist schnell wieder fit, wieder ein anderer bemerkt überhaupt nichts. Letzterer hat sich gerade verliebt.

Starke Abwehr, ein wahrer Freund

Viermal täglich (eventuell sogar öfter) entsteht Krebs in jedem von uns. Zellen entarten, werden von unserem Körper repariert oder nicht. Die einen bekommen eine Krebserkrankung, die anderen nicht. Natürlich spielt hierbei das Immunsystem die entscheidende Rolle. Und wer beeinflußt das, woher kommt eine Immunstärke? Natürlich von uns, von innen.

Selbstverständlich gibt es zerstörerische Einflüsse von außen wie Umweltgifte, Elektrosmog oder ähnliches. Doch wir können mit ihnen besser fertig werden, wenn die vielen anderen Faktoren stimmen.

Ein intakter Stoffwechsel ist die Garantie, daß all unsere 60 Billionen Körperzellen optimal versorgt und alle schädlichen Substanzen ausgeschieden werden. Nur dann kann unser Körper ein Leben lang optimal

Ein intakter Stoffwechsel: Garant lebenslanger Gesundheit

funktionieren. Das heißt nicht, daß wir im hohen Alter den Körper eines Zwanzigjährigen haben. Veränderungen sind völlig normal. Aber wir sind gesund, fühlen uns wohl in unserer Haut, haben Lust aufs und am Leben und sind aktiv – leben leichter.

Megalopolis – die Körperstadt

Können Sie sich eine Ansammlung von 60 Billionen Menschen vorstellen? Eine Megalopolis, also eine Ansammlung von mehreren großen Städten zu einer Riesenstadt? Wohl eher nicht. Zur Zeit leben auf der Welt gut sechs Milliarden Menschen. Angesichts dieser Zahlen ist es nicht schwer sich auszumalen, was Ihr Körper in jeder Sekunde seines Daseins leistet. Denn zirka 60 Billionen Zellen korrespondieren in jeder Sekunde miteinander. Das ist unter Körperintelligenz zu verstehen, da können wir nicht mehr mitreden.

»Unsere Stadt«, in der Menschen aller Berufsgruppen leben, wird ringsherum von einer Schutzmauer begrenzt, der Haut. Die Nahrungsmittel und sonstiges Material werden zum Großteil von außerhalb bezogen. Natürlich werden auch Lebensmittel innerhalb der Schutzmauer selbst hergestellt, das erledigt die körpereigene Chemiefabrik. Das Transportmittel in dieser Stadt ist Wasser. Ein Großteil des Materials wird über einen Fluß, der mitten durch die Stadt geht, geliefert, dann entladen und weiterverteilt. Weiter unten am Fluß werden die Abfälle auf Schiffe geladen, welche die Stadt mit der Strömung verlassen. Aber auch durch Tore in der Stadtmauer gelangen Waren in die Stadt und Abfälle hinaus. Innerhalb der Stadt sorgt nun ein ausgeklügeltes Verteilungssystem dafür, daß alles dahin gelangt, wo es gebraucht wird. Ein ebenso durchdachtes Abfallentsorgungssystem befördert alles nicht mehr Benötigte hinaus, so daß keine Schutthalden entstehen.

Gibt es einen Grund, weshalb in einer solch bestversorgten Stadt trotzdem gewisse Leute verhungern, Gebäude einstürzen, sich stinkende Abfallhaufen oder -gruben entwickeln, welche ganze Stadtteile infizieren können? Es gibt ihn: Beliefern Sie diese Stadt mit qualitativ minderwertigen Baustoffen und drehen Sie ihr das Wasser ab. Wenn diese Stadt aber mit allem versorgt wird, was sie benötigt,

Lassen Sie Nützliches in Ihren Körper und entfernen Sie Überflüssiges

und ausreichend Wasser fließt, um alles verteilen zu können, gibt es diesen Grund nicht. Läuft alles reibungslos, fühlt sich in dieser Stadt jeder wohl, bis nach langer Zeit, gemessen an einem Menschenleben, die Substanz so alt ist, daß sie nicht mehr erneuert werden kann.

Wir sind diese Stadt

Wir sind eine solch perfekt funktionierende Stadt. Sie hat die gigantischste und ausgeklügeltste Infrastruktur, die man sich überhaupt nur vorstellen kann. Kein noch so

Ihr Geist bestimmt über Ihren Körper

moderner Supercomputer kann da mithalten. Dieses Weltwunder, das die sieben geläufigen Weltwunder in den Schatten stellt, sind wir selbst.

Und das beste: Wir müssen nicht Millionen Jahre büffeln, probieren, forschen, um zu verstehen und wissenschaftlich zu beweisen, wie wir funktionieren. Das hat die Evolution für uns erledigt. Wir brauchen uns lediglich zu pflegen, nur Gutes in uns hineinzulassen und das uns Mögliche zu tun, damit das wieder hinausgelangen kann, was der Körper nicht mehr benötigt.

Das Wichtigste dabei: Der Geist, die Atmosphäre in der Stadt müssen stimmen. Fröhliche Menschen werden ihre Aufgaben am besten erfüllen. Die Stadt wird aufblühen. Und wer beeinflußt die Stimmung in der Stadt, wer gibt sie vor? Wir selbst! Nur wenn unser Geist mit gutem Beispiel vorangeht, werden alle Körperzellen dieselbe Aktivität und Lebenslust aufbringen. Es gibt keinen Grund dafür, daß wir, diese Stadt, erkranken oder frühzeitig untergehen.

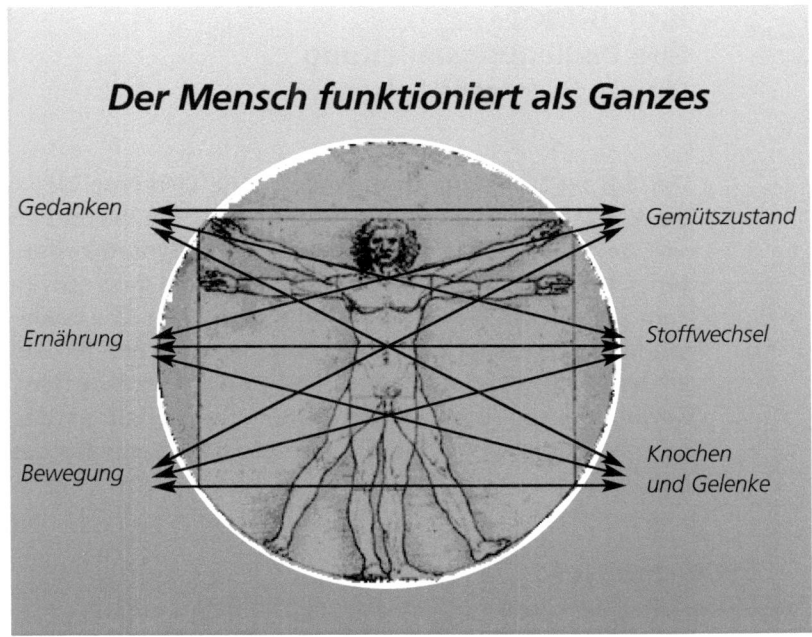

Der Mensch funktioniert als Ganzes

Gedanken — Gemütszustand

Ernährung — Stoffwechsel

Bewegung — Knochen und Gelenke

Das Zusammenspiel von Ernährung, Bewegung und Gedanken ist der Garant dafür, daß unser Körper und Geist optimal funktionieren.

BioTUNING:
Ihre Bedienungsanleitung
für ein leichteres Leben

Der Körper funktioniert als Einheit. Alle Elemente dieser Einheit Mensch müssen gepflegt werden. Sie verstärken sich gegenseitig. Die Medizin spricht von Synergieeffekten: Ob Sie 30 Kilogramm Fett abbauen, vom Depressiven zum Glücklichen werden oder in hohem Alter Ihre Enkelkinder im Tennis schlagen möchten, Sie erreichen Ihr Ziel am leichtesten und sichersten, wenn Sie auf Stoffwechsel, Bewegung und Ihren »Kopf« achten. Sie bleiben ein Leben lang jung, wenn Sie die Anregungen dieses Buches beherzigen.

Synergieeffekt

Faktoren	Gesundheits-zustand
Stoffwechsel	☺
Bewegung	☺
Gedanken	☺
Stoffwechsel + Bewegung + Gedanken	☺☺☺☺ ☺☺☺☺

**Sie sind so jung
wie Ihr Stoffwechsel**

Der Stoffwechsel ist der Motor Ihrer Jugendlichkeit. Er beinhaltet alle Prozesse, die mit Erneuerung und Versorgung zu tun haben, mit Auf- und Abbau, mit Ernährung und Entgiftung.
Zur Ernährung zählen alle Stoffe (feste, flüssige, gasförmige, ja sogar Strahlung), die wir aufnehmen. Teilweise werden sie vom Organismus verarbeitet, teilweise als Abfall wieder hinausbefördert.

Sie sind so jung wie Ihr Bewegungsapparat

Pflegen Sie alle an den Bewegungsabläufen beteiligten Zellverbände: Knochen, Gelenke, Muskeln, Sehnen. Der Bewegungsapparat muß im Alter nicht verschleißen, wie es die Radlager eines Autos tun. Im Gegenteil – sogar im hohen Alter können Sie noch ein ernstzunehmender Fußballpartner Ihrer Urenkel sein.

Sie sind so jung wie Sie sich fühlen

Die Software unseres Körpers ist unser Denken. Alle unbewußten Programme, also alle Gefühle, der Intellekt, der komplette mentale Zustand, steuern jede unserer 60 Billionen Zellen. Die Bedeutung, die gewaltige Kraft, die unser Denken hat, können Sie an einer einfachen Tatsache erkennen, die jeder Sportler weiß. Im Wettkampf macht im Zweifelsfall nicht der Körper schlapp, sondern der Kopf!

Leichter leben in guter Gesundheit basiert auf dem Stoffwechsel, der Bewegung und der geistigen Einstellung

Viele ahnen, die wenigsten tun es

Doch wie schon der Volksmund weiß »Der Geist ist willig, aber das Fleisch ist schwach.« Jeder hat schon einmal etwas davon gehört, daß man sich gesund ernähren sollte. Warum aber tun es die wenigsten? Weil gesunde Ernährung mit Verzicht, Verlust an Freude und fad schmeckenden Gerichten gleichgesetzt wird. Jeder weiß im Grunde seines Herzens auch, daß er sich bewegen und Sport treiben müßte. Tut er aber nicht. Warum? Weil er sofort an Schweiß und Anstrengung denkt. An Ausreden, doch besser auf dem Sofa liegenzubleiben, mangelt es nicht: das Knie tut weh, die Sportsendung im Fernsehen lockt, und schließlich gönnt man sich ja sonst nichts. Wie also wäre es mit positivem Denken? Auch nicht so leicht, wenn man sich gestreßt, überfordert und unglücklich fühlt.

Und so nimmt beim Großteil der Menschen das Leben seinen Lauf. Einige Jahrzehnte geht der Schlendrian gut. Unser Körper ist genial konstruiert und findet lange Ausweichmöglichkeiten. Deshalb merken wir leider viel zu lange nicht, was wir unserem Körper da antun. Zumal

Ihr Körper ist so genial konstruiert, daß er mehrere Jahrzehnte lang Raubbau verkraftet. Irgendwann schafft er das nicht mehr

wir oft das Gefühl verloren haben, harmlose Krankheiten und Einschränkungen als das wahrzunehmen, was sie sind: Vorboten schwererer Erkrankungen.

Doch je nach Intensität der negativen Effekte, oft mit etwa 40 Jahren, haben sich die vielen kleinen Nachlässigkeiten potenziert. Alle Reserven zum Ausgleich sind ausgeschöpft. Dann geht es bergab mit unserer Gesundheit. Es kommt zu Durchblutungsstörungen. Die Zellen leiden unter Sauerstoffmangel. Angehäufte Abfälle stören wichtige Funktionen. Zivilisationserkrankungen aufgrund der Stoffwechselstörungen stellen sich ein, Rückenschmerzen oder andere Schmerzen weichen nicht mehr von uns. Wer kann die Frage: »Sind Sie glücklich und mit Ihrem Leben zufrieden?« schon uneingeschränkt mit »Ja« beantworten.

Gewußt wie: Beeinflussen und verhindern Sie Krankheiten!

Hier ist Ihre Chance! Denn fast alle Krankheiten, Schmerzen, Verspannungen, Depressionen, auch Streß, Überforderung oder Unglücklichsein sind nicht gottgegeben. Sie sind meistens unwissentlich selbst verordnet. Schon Hippokrates (460–370 v. Chr.) wußte: »Krankheiten befallen uns nicht aus heiterem Himmel, sondern entwickeln sich aus täglichen kleinen Fehltritten wider die Natur. Und wenn sich diese gehäuft haben, brechen sie scheinbar auf einmal hervor.«

Gesundheit oder Krankheit verordnen Sie sich selbst

Bekommen Sie ein Bewußtsein dafür, daß Ihre alltäglichen »harmlosen« Befindlichkeitsstörungen wie Antriebslosigkeit, schlechter Schlaf, Übellaunigkeit und Unzufriedenheit nicht normal sind. Es sind Signale unseres Körpers, etwas in unserem Leben zu verändern. Anscheinend plötzlich auftretende Krankheiten sind das Ergebnis eines länger dauernden Prozesses. Sie sind nur die Spitze des Eisberges. Reagieren Sie vorher. Heute!

Polen Sie sich um!

Verordnen Sie sich ab heute ein leichteres Leben: Jungsein, Gesundheit, Leistungsfähigkeit, Glücklichsein – aber bitte keine neue Diät. Halten Sie sich fern von Ernährungspäpsten. Letztlich muß jeder seine eigene Ernährung finden. Denn: Es gibt so viele optimale Eßgewohnheiten wie Menschen auf dieser Erde. Dennoch führt heutzutage an vielen meßbaren Fakten kein Weg vorbei, zum Beispiel daran, daß die Menschen einen bestimmten Anteil Sauerstoff in der Atemluft brauchen. Über Ernährung, Bewegung und den Einfluß des Denkens auf unseren Körper und Geist existieren viele wissenschaftlich belegte Aussagen. Die Zusammenhänge sind also längst klar und erforscht. Niemand, der sie kennt, bezweifelt sie. Wollen Sie mit der Umsetzung noch Jahre warten, bis dieses Wissen irgendwann einmal herrschende Meinung geworden ist?

Krankheiten, deren Ursachen unsere heutigen Lebensgewohnheiten sind

Fallen Ihnen darüber hinaus noch Krankheiten ein, von denen Sie glauben, sie nicht beeinflussen zu können?

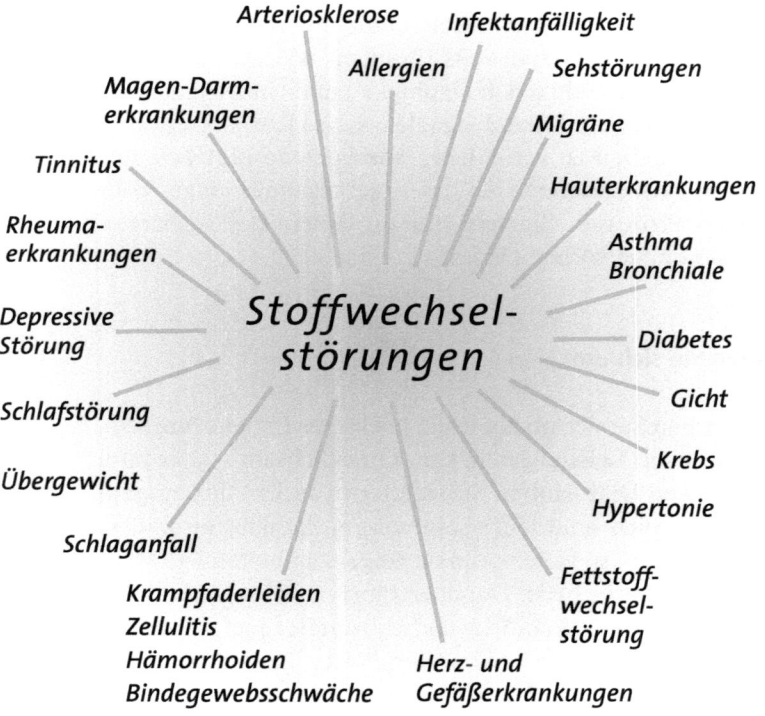

In diesem Buch finden Sie Ihre Bedienungsanleitung: Bio-TUNING, die Verbindung von Überliefertem und modernsten wissenschaftlichen Erkenntnissen.

Egal in welchem Alter – es ist nie zu spät!

Hätten Sie vermutet, daß Sie sich täglich erneuern? Die Zellen Ihres Magens beispielsweise sind nach ungefähr neun Tagen ausgetauscht. Die Leber, Ihr größtes Entgiftungsorgan, benötigt zehn bis zwanzig Tage. Für die Raucher unter Ihnen: Die Lebensdauer Ihrer Lungenbläschen beträgt nur acht Tage. Dann haben

Sie können sich ab heute in besserer Qualität erneuern

sie sich wieder neu gebildet. Selbst Ihr Gehirn und die Nervenzellen erneuern sich entgegen der bis kürzlich festverankerten Lehrmeinung, dies sei nicht möglich. Im Gehirn entstehen ständig neue Zellen. Sogar sogenannte Stammzellen, die ähnlich der embryonalen Stammzellen dazu fähig sind, jede Funktion zu übernehmen. Das heißt für Sie: Sie können sich Stück für Stück in gesunder Qualität erneuern! Ihr Körper wartet nur darauf, daß Sie die Impulse setzen, die er benötigt, um all die liegengebliebenen Aufgaben zu erledigen. Er macht genau das, was Sie von ihm verlangen. Fordern und benutzen Sie ihn, baut er auf oder behält er seine Struktur. Bleiben diese Reize aus, baut er ab.

Nicht Wissen verändert, sondern Handeln

All die dargestellten Zusammenhänge unterliegen einer Logik, die jeder Mensch mit dem gesunden Menschenverstand nachvollziehen kann. Nehmen Sie die Inhalte dieses Buches auf, lassen Sie diese auf sich wir-

Gebrauchen Sie Ihre Körperfunktionen oder verlieren Sie sie

ken. Dann entscheiden Sie, was Sie ausprobieren möchten. Sie werden Erfolge spüren, und die Sicherheit, auf IHREM richtigen Weg zu sein, wächst zusehends.

ENDLICH GUT BEWEGEN

Bewegung ist lebensnotwendig, das hat
jeder schon gehört. Wenn Sie wissen, warum
und wie Sie sich bewegen sollten, wird aus
einem schwer zu bezwingenden Berg
eine leichte Übung.

Bewegung ist alles

Jeder noch so kleine Vorgang in uns basiert auf Bewegung. Der Mensch ist ein »Bewegungstier«. Deshalb funktioniert er auch am besten in Bewegung. Das gilt für Ihr Immunsystem, die inneren Organe, das Herz-Kreislaufsystem, das Verdauungssystem, den Bewegungsapparat mit Muskeln, Knochen und Gelenken, die Nerven, die Ausscheidungs- oder Entgiftungsorgane, das Gehirn und die Gefühle. Alles können Sie über den Stoffwechsel durch Bewegung positiv oder negativ beeinflussen.

Die innere Bewegung

Sehen wir uns genauer an, was im Körper bei all diesen Stoffwechselvorgängen passiert. Die Baustoffe und Werkzeuge, die er benötigt, um wie vorgesehen zu funktionieren, sind Kohlenhydrate, Fette, Eiweiße, Vitamine, Enzyme, Spurenelemente, Mineralien und Faserstoffe (Ballaststoffe). Diese

Die »innere Infrastruktur« sorgt dafür, daß alle Zellen beliefert und die Abfälle weggeschafft werden

müssen aufgenommen und im Körper an die entscheidenden Stellen transportiert werden. Dann werden neue Zellen gebaut, Hormone, Enzyme, Eiweiße, bestimmte Vitamine und vieles mehr in eigenen Körperlaboratorien hergestellt. Auch diese wiederum kommen an bestimmten Stellen zum Einsatz und müssen dort rechtzeitig vorhanden sein.
Alte Zellen sterben ab, werden recycelt. Dabei und bei der Energiegewinnung werden Abfallstoffe frei. Diese müssen aus dem Körper über spezielle Entgiftungsorgane (Niere, Darm, Haut, Lunge) hinausbefördert werden. Sie beginnen

zu ahnen, was da bei uns im Körper in jeder Sekunde alles unterwegs ist.

Das Medium, das Transportmittel, welches alle Bewegungen möglich macht, ist das Wasser (Blutplasma besteht zu 90 Prozent aus Wasser). Es fließt und nimmt dabei alle wichtigen Stoffe mit. Unser Körper verfügt über ein gigantisches Rohrleitungssystem. Es enthält Rohre aller Durchmesser, Sickergruben und Ventilvorrichtungen. Dadurch kann auch die letzte Zelle hinten links unten mit den benötigten Materialien beliefert werden.

Natürlich hängt die Versorgungsleistung direkt vom Zustand des Rohrleitungssystems ab. Je verstopfter es ist, je weniger Leitungen existieren, je weniger Wasser vorhanden ist, um es durchzuspülen, desto schlechter kann es seinen Aufgaben nachkommen.

Unser Herz – Motor des Lebens

Viele Faktoren, die wir direkt steuern können, beeinflussen den Zustand des Rohrleitungssystems – sprich unserer Blutgefäße. Sie werden diese Einflußgrößen alle kennenlernen. Ein Faktor jedoch ist Grundvoraussetzung für jeglichen Fluß – die Bewegung. Sie ist – man kann das ruhig so sagen – das allem zugrundeliegende Geheimnis des Lebens. Bewegung ist Leben, Stillstand ist Tod! Dieser Zusammenhang gilt immer.

Ihre Muskulatur ist der Antrieb jeder Bewegung. Sie sorgt auch dafür, daß Blut, die Lymphe und alle anderen Körperflüssigkeiten durch den Körper befördert werden. Ihr wichtigster Muskel ist das Herz. Es schlägt je nach Trainingszustand in der Ruhe 40- bis 70 mal in der Minute.

Nehmen wir einen Mittelwert von 60 Schlägen, dann können wir leicht ausrechnen:

3600 mal in der Stunde, 86400 mal am Tag, 2,6 Millionen Male im Monat, 31 Millionen Male im Jahr und 2,2 Milliarden Male in einem 70jährigen Leben.

Haben Sie einen Ruhepuls von 40 Schlägen, so schlägt es nur 1,45 Milliarden Male in dieser Lebenszeit. Oder es hat erst nach einer Lebenszeit von 105 Jahren dieselbe Arbeit verrichtet! Deswegen sinken in den

Senken Sie Ihre Leerlaufdrehzahl – den Ruhepuls

USA die Beiträge zur Lebensversicherung mit niedrigerem Ruhepuls.

Wird Ihnen nun klar, wie wichtig es ist, unser Herz zu pflegen, wo immer es geht?

Umbau auf Bestellung

Was die wenigsten wissen: Die Arbeit des Herzens kann durch die Bewegung all der anderen Körpermuskeln drastisch unterstützt, also erleichtert werden. Und durch gesundes Bewegen bekommt der Herzmuskel einen besseren Trainingszustand. Als Folge sinkt der Ruhepuls von 80 auf 60 oder von 60 auf 50 Schläge. Sie haben oben gesehen, wieviel weniger belastet ein solches Herz ist.

Wie viel länger es also gesund bleiben kann. Bewegung regt den Kreislauf an, unser Rohrleitungssystem wird durchgespült. Alle Zellen werden mit Sauerstoff versorgt, alle Nährstoffe gelangen an ihren Arbeitsplatz. Die Ausscheidungsorgane laufen auf Hochtouren, die

Sie fördern Ihre Strukturen und Funktionen, wenn Sie sich fordern

nötigen Hormone und Enzyme werden produziert. Und da nun alles so richtig in Bewegung kommt, passiert etwas Phänomenales: Unser Körper merkt hier und da, daß die Rohre eigentlich größer sein könnten. Daß mehr Rohre für eine noch bessere Verteilung sorgen würden. Oder daß bestimmte Gebiete so gut wie gar nicht versorgt werden und es dringend nötig ist, die noch vorhandenen Rohrleitungsreste wieder in Betrieb zu nehmen. Er gibt sofort Anweisung, mit den nötigen Bauarbeiten zu beginnen. Die Gefäße werden größer, neue Gefäße kommen hinzu, das Rohrleitungssystem wird ausgebaut. Die Knochen werden stärker, die Gelenkknorpel und Bandscheiben dicker, damit sie den Belastungen besser standhalten. Die Organe werden umgebaut, damit sie effizienter arbeiten.

Die bessere Versorgung erklärt auch, warum die Knochen eines trainierten Menschen viel schneller heilen als die eines unsportlichen. Damit Ihnen die Dimension dieser positiven Vorgänge bewußt wird: Der bewegte Muskel hat eine 2000mal höhere Durchblutung als der unbewegte. Im Klartext: Ihre Zellen werden 2000mal besser mit Baustoffen und Sauerstoff versorgt. Abfälle werden 2000mal besser weggeschafft.

Wir könnten jetzt stundenlang auf dieser interessanten »Baustelle« umherfahren und permanent neue Anpassungsarbeiten entdecken, die alleine durch die Bewegung unseres Körpers ausgelöst werden.

Bewegung ist nahezu ein Perpetuum mobile. Einmal Bewegung hineingesteckt, bewegt sich das System immer mehr. Jeden Tag aktiviert, löst es im Körper einen wahren Freudentaumel aus. Körperliche Aktivität steht für mehr und leichtere Bewegungen in unserem Inneren. Fehlt die äußere Bewegung, hält das Herz nur seine Notfunktionen aufrecht. Ein Zustand, in dem die meisten Menschen heute leider leben, ohne es zu wissen.

Bewegen Sie Sauerstoff

Die mit gravierendste Einschränkung betrifft Ihre Sauerstoffversorgung. Ihr Körper wird lediglich notversorgt. Die Zellen ringen nach Luft. Sorgen Sie also dafür, daß Ihr Körper sich durch Bewegung den Sauerstoff *Bewegung außen bewegt Sauerstoff innen* holt, den er braucht. Diese Bewegung hilft auch bei seinem Transport durch die Blutgefäße. Wichtige Krankheitsursachen, die mit einer schlechten Sauerstoffversorgung einhergehen, fallen somit weg. Hierzu gehören Durchblutungsstörungen, Herzkranzgefäßverengungen, Kopfschmerzen, Impotenz, Schlafstörungen und vieles andere mehr.

Die Evolution und die Gegenwart

Wir mit unserem Körper sind heute das vorläufige Endresultat einer Entwicklung von Millionen Jahren. Deswegen werden wir im Laufe dieses Buches immer wieder auf unsere Vorgeschichte stoßen. Dieser Prozeß der Evolution war ein immerwährender Anpassungsvorgang an sich verändernde Umweltbedingungen. Das System Mensch auf körperlicher, geistiger und seelischer Ebene ist also in Jahrmillionen perfektioniert worden.

Keine Angst, wir wollen Sie nicht zurück in den Urwald oder in die Steinzeit verbannen. Wir leben hier und jetzt und wollen das auch weiterhin tun. Das Verständnis der Zusammenhänge hilft Ihnen aber, Fakten, die Sie im Bio-TUNING kennenlernen, von reinem Glauben oder nicht fundierter Meinung besser unterscheiden zu können.

Ausflug in die Evolution: Anpassung

Ein wichtiger Anpassungsprozeß des Menschen im Laufe der Geschichte bestand darin, ein Maximum an Effekt bei minimalem Energieeinsatz zu ermöglichen. Deshalb ist unser Körper ein vollendetes Energiesparsystem, das sich sofort auf Veränderungen in der Umwelt einstellt. Leider auch dann, wenn wir den Körper auf Diät setzen. Zum Überleben reagiert er mit dem unerwünschten Effekt, auf Sparflamme zu schalten. Der Horror eines jeden Diätgeplagten. Er nimmt zu, obwohl er immer weniger ißt.

Veränderte Umweltbedingungen wirken sich besonders auf unser Bewegungsverhalten aus. Der Körper kann nur optimal funktionieren, wenn er sich so bewegt, wie er sich in seiner Evolution entwickelt hat. Die Bewegung beeinflußt das Herz-Kreislaufsystem, den Bewegungsapparat mit Knochen, Muskeln und Gelenken, alle Organsysteme, das Gehirn mit allen mentalen Eigenschaften und alle beschriebenen Stoffwechselvorgänge. Alles funktioniert am besten, wenn der Mensch sich wie vorgesehen bewegt. Fordere ich den Körper mehr, so wird er leistungsfähiger, fordere ich ihn weniger, so läßt die Leistungsfähigkeit nach.

Sie fördern Ihre Strukturen und Funktionen, wenn Sie sich fordern

Wichtig ist, folgendes nachzuvollziehen: Über Jahrmillionen hinweg waren die Veränderungen im Bewegungsverhalten des Menschen nie wirklich drastisch. Es ging ums Überleben. Der Mensch mußte Nahrung beschaffen, vor allem Früchte und eßbare Pflanzen ernten, zu bestimmten Zeiten auch Tiere jagen, sich gegen Feinde wehren und sich in der Natur behaupten. Damit verbunden waren verschiedene Bewegungsformen: Ausdauerbewegungen, um lange Strecken zurückzulegen einerseits, Flucht- oder Kampfbewegungen, die maximalen Einsatz erforderten, andererseits.

Quantität und Qualität der Bewegung: Dreh- und Angelpunkt unseres Seins

Damit Sie diese verschiedenen Aspekte genau nachvollziehen können, unterteilen wir den Begriff der Bewegung in die Aspekte Quantität der Bewegung und Qualität der Bewegung.

Quantität meint alle Auswirkungen, die etwas mit Ausdauer oder kontinuierlicher Leistungsfähigkeit zu tun haben, Qualität alle Effekte, die mit Motorik, Steuerung, Koordination und Geometrie der Bewegungsmuster einhergehen. Selbstverständlich ist dies eine theoretische Trennung, denn jede Bewegung beinhaltet beide Aspekte. Aber eben in unterschiedlichen Gewichtungen. Waren unsere Vorfahren tagelang auf dem Weg, um neue Nahrung zu finden, kam der Berglöwe den Hang hinunter und mußten sie deshalb möglichst schnell verschwinden, überwog der quantitative Aspekt. Wollte er dagegen blitzschnell den Baum hinauf oder stellte er sich dem Kampf, war vor allem Qualität der Bewegung gefragt. Ebenso bei der Jagd, beim Herstellen von Werkzeugen oder dem Bau der Behausung.

Aktiv gegen schlechte Stimmung und Krankheit

Durch regelmäßige Bewegung verabschieden Sie sich von Krankheiten und frühzeitigem Altern. Das beweisen 75 Jahre alte, ehemalige Sportlehrer, die meist noch so fit sind wie der Durchschnittsbürger mit 60 Jahren.

Heutzutage steht unter Wissenschaftlern zweifelsfrei fest, daß sich fast jede Erkrankung durch regelmäßige Ausdauerbewegung wie beispielsweise Walken, Joggen, Skilanglauf, Radfahren, Schwimmen oder Inline-Skating vermeiden oder zumindest in ihrem Verlauf günstig beeinflussen läßt. Welche Sportart gewählt wird, ist grundsätzlich egal, Hauptsache es macht Spaß und Sie überfordern Ihren Körper nicht.

Den positiven Einfluß von Sport auf das Immunsystem und Krankheiten haben inzwischen zahlreiche Studien mit Tieren und Menschen nachgewiesen. Amerikanische Untersuchungen haben eindeutig gezeigt, daß ein moderates Ausdauertraining bei Frauen das Brustkrebsrisiko um bis zu 40 Prozent senkt, bei Männern das Prostatarisiko um 10 bis 20 Prozent. Das Risiko, an Darmkrebs zu erkranken, verringert sich diesen

Es gibt kaum eine Krankheit, die sich durch Bewegung nicht beeinflussen ließe

Quellen zufolge bei einem dreimal wöchentlichen Training um 20 Prozent. Falls jemand die genetische Disposition für eine Krebserkrankung hat, kann er diese vielleicht nicht ganz verhindern, wohl aber um zehn Jahre hinausschieben. Viele Befunde sprechen auch für die positive Wirkung von gezielter körperlicher Aktivität in der Rehabilitation von Krebspatienten. Das Gesamtsterblichkeitsrisiko sinkt um bis zu 30 Prozent.

Glückshormone aus der Körper-Apotheke

Ein wunderbarer Zusatznutzen: Nach einigen Wochen regelmäßiger Bewegung verschwinden schlechte Stimmungen und Depressionen. Sie haben plötzlich immer öfter gute Laune. Denn körperliche Betätigung fordert den Organismus auf, Glückshormone, sogenannte Endorphine, zu produzieren. Diese körpereigenen Drogen garantieren Glücksgefühle. Sie müssen nicht in die Apotheke gehen, brauchen kein Geld auszugeben. Endorphine gibt es ohne Rezept. Durch diese Erfahrung, sich während und nach der

Bewegung besser zu fühlen, fällt es Ihnen immer leichter, Ihr körpereigenes Energiesparprogramm, das Sie an die Couch fesseln möchte, zu besiegen.

Äußere Bewegung schafft innere Bewegung

Alle diese Verbesserungen Ihres Gesundheitszustands hängen von der Ankurbelung Ihres Stoffwechsels, also der Steigerung Ihrer inneren Bewegung ab. Um diesen Mechanismus zu verstehen, ist biochemisches Wissen nicht erforderlich. Setzen wir lieber unseren gesunden Menschenverstand ein. Den Rest erledigt unsere Körper-

Bewegung optimiert Ihren Stoffwechsel

intelligenz. Sie allein kann die gigantisch diffizilen Abläufe bestmöglich aufeinander abstimmen, Aufbau- und Reparaturmaterial an den nötigen Stellen bereitstellen. Also: Die äußere Bewegung schafft die innere Bewegung – Ihr Garant für ein gesundes Leben.

Ihr energetisches Perpetuum mobile

Durch Bewegung setzen über einen piezoelektrischen Effekt Ihre Knochen Energie in Form von elektrischer Spannung frei. Diese Spannung führt zu einem höheren Potential an den Zellwänden. Dadurch wird der Transport kleinster Teilchen durch die Zellmembran gesteigert und damit der Stoffwechsel, die »innere Bewegung«, erhöht.

Fett – ein dickes Bewegungsthema

Jeder zweite Erwachsene und schon jedes dritte Kind ist
übergewichtig. Das heißt im Klartext, sie haben zu viel
Fett im Körper. Bei vielen Menschen sind aufgrund man-
gelnder Bewegung und dadurch unzureichender Stoff-
wechselleistung Fettzufuhr und Fettverbrauch aus dem
Gleichgewicht geraten. Sie essen zu viel – meist auch die
falschen Fette – und bewegen sich zu wenig. Daraus resul-
tiert neben allen anderen beschriebenen Stoffwechselerkrankungen der zu hohe Fettgehalt als einer der Haupt-
risikofaktoren für Ihre Gesundheit.

Polster für schlechte Zeiten

Welche Funktionen hat Fett? Wie können wir die Zufuhr
auf ein ideales Maß reduzieren? Auch bei der Beantwor-
tung dieser Fragen hilft ein Ausflug in die Geschichte. Es
gab schon immer Zeiten, in denen
die Menschen hungern mußten,
weil nicht genügend Nahrung zu
beschaffen war. Um sich für diese Notzeiten zu rüsten,
hat der Organismus geschickte Wege gefunden. Er baut
Lager für Fettvorräte, was allein eine Meisterleistung ist.
Fettzellen haben die Kapazität, um das Dreihundertfache
ihrer ursprünglichen Größe anzuschwellen. Manche Firma
würde ein Vermögen dafür ausgeben, wenn sie ihre Lager-
hallen bei Bedarf einfach auf ein Vielfaches erweitern
könnte.
Normalerweise werden Fette oder Kohlenhydrate in Energie umgewandelt. Kohlenhydrate liefern je nach körperlicher Belastung jedoch gerade einmal für ein bis zwei Stun-

*Fett – der fast unerschöpfliche Energie-
speicher*

den Energie, wenn ihre Speicher nicht wieder aufgefüllt werden. Fette hingegen stehen uns durch diese Lagerhaltung Tage oder sogar Wochen zur Verfügung.

Bedrohung der Gesundheit

Was früher für Notzeiten durchaus sinnvoll war, nämlich Fettvorräte anzulegen, bereitet uns heute ein echtes Problem. Übermäßiges Fett rettet uns nicht mehr. Es bedroht unsere Gesundheit.

Viele Menschen haben so viel Fett in ihrem Körper, daß es sich längst nicht mehr nur in der Fettschicht der Haut ablagert und für ein wenig attraktives Äußeres sorgt. Es verstopft die Gefäße, behindert unser Denkvermögen – noch schlimmer: Es begünstigt die Entstehung lebensbedrohlicher Erkrankungen. Denken Sie nur an den Herzinfarkt.

Fett – eine Gesundheitsbedrohung, wenn die Speicher überquellen

Die doppelte Lebenserwartung

Eindeutig bewiesen hat die Wissenschaft inzwischen, daß Säugetiere mit leichtem Untergewicht eine 1,5fache bis doppelt so hohe Lebenserwartung haben wie der Durchschnitt ihrer schwereren Artgenossen. Auf uns Menschen übertragen heißt das: Eine gegenwärtig durchschnittliche Lebenserwartung von 75 Jahren ließe sich auf bis zu 150 Jahre erhöhen. Es ist kein Hirngespinst, daß der Mensch von heute 120 Jahre alt werden kann.

Leichtes Untergewicht verheißt längeres Leben

Normal? Ideal? Egal!

Welches Gewicht ist normal? Dieses Thema bereitet vielen von uns seit langem nur Streß und Frust. Wir scheuen die Waage wie der Teufel das Weihwasser. Das ist durchaus sinnvoll. Denn die angezeigten Kilogramm geben überhaupt keine Auskunft darüber, wie viel Fett wir in uns haben.

Früher hieß es einmal: Die Körpergröße in Zentimeter minus 100 ergibt das sogenannte Normalgewicht. Also 80 kg wenn Sie 180 cm groß sind. Wer davon nochmals zehn Prozent abzieht, ermittelt sein Idealgewicht. 80 kg minus 8 kg ergibt 72 kg.

Es stellte sich bald heraus, daß diese Berechnung zur Einschätzung des individuellen Fettanteils wenig hilfreich ist.

Inzwischen wurde die mathematische Beziehung zwischen Körpergröße und Gewicht verfeinert. Man erfand den Body-Mass-Index (BMI). Dieser errechnet sich aus den Kilogramm auf der Waage, geteilt durch die Körpergröße in Meter zum Quadrat.

Beispielsweise hat ein 1,80 m großer, 75 kg schwerer Mensch einen BMI von 23,15. Dies ergibt sich, indem Sie 1,8 mit 1,8 multiplizieren. Das macht 3,24. Nun teilen Sie 75 durch 3,24 und erhalten das Ergebnis.

Ein BMI von unter 20 gilt als Untergewicht, ab 30 gelten Sie als übergewichtig.

Doch auch dies ist nur eine Rechnung, die der groben Einschätzung unserer Figur dient. Der Frage nach dem Fett in uns sind wir damit kein bißchen näher gekommen.

Der dünne Dicke und der dicke Dünne

Zur Erläuterung ein extremes Beispiel: Ein 1,80 Meter großer Bodybuilder von 95 kg, der nur aus Muskeln und Knochen besteht. Er hat zwar einen BMI von knapp 30, ist aber ganz sicher nicht zu fett. Stellen Sie ihn in Gedanken neben einen Bewegungsmuffel mit demselben Gewicht und derselben Größe. Der ist bestimmt zu dick. Beide kommen aber auf denselben BMI.

Vergessen Sie die Waage, sie liefert Ihnen keine Information über überflüssige Pfunde

So betrachtet, können wir unsere Waage – endlich! – entsorgen.

Worum geht es also? Für unsere Fitneß, Jugendlichkeit und Gesundheit ist allein das überflüssige Fett interessant. Es verdirbt unsere Figur und begünstigt Krankheiten.

Wie läßt sich Fett messen?

Eine erste Einschätzung ergibt sich, wenn wir uns vor den Spiegel stellen. Dann zeigt sich, was mit uns los ist. Doch sehen wir nicht oft nur das, was wir auch sehen wollen? Was noch lange nicht heißt, daß wir aktiv dagegen angehen.

So bleibt nur das Messen des Körperfettgehaltes. Mit dieser Methode lassen sich je nach eingesetzter Technik mehr oder weniger exakte Aussagen treffen. Die Messung der Hautfaltendicke ist sehr umständlich. Die Genauigkeit hängt von der Meßerfahrung ab.

Die elektrische Haut-Widerstandsmessung, die inzwischen auf besseren Waagen durchgeführt werden kann, ist sehr einfach. Da der Wassergehalt des Körpers den Wert aber direkt verändert, ist es nicht leicht, zuverlässige Ergebnisse zu erzielen. Das Trinkverhalten und das Training sogar am

Vortag sowie die herrschende Temperatur sollten möglichst gleich sein.

Die Infrarotmessung bietet die höchste Meßgenauigkeit von der technischen Seite. Um diese Präzision auf das Endergebnis zu übertragen ist es allerdings notwendig, individuelle Einflußgrößen exakt zu bestimmen. Die Infrarotmessung ist die zuverlässigste und am wenigsten aufwendige, da die Bestimmung am Oberarm erfolgt. Fragen Sie Ihren Arzt nach einem solchen Gerät. Privat wird die Anschaffung zum kostspieligen Vergnügen: Ab 4000 Euro sind Sie dabei. Arbeitet Ihr Arzt mit diesem Gerät, dann können Sie kleine, nur zirka 150 Euro teure Zusatzgeräte verwenden. Diese messen ebenso exakt, müssen aber regelmäßig am Hauptgerät auf Sie geeicht werden.

Nur der prozentuale Fettanteil sagt Ihnen, ob Sie zu fett sind

Der ideale Fettanteil

Um eines klarzustellen: Der Körper braucht Fett, um reibungslos funktionieren zu können. Bodybuilder gehen vor Wettkämpfen auf Körperfettanteile von 4 bis 6 Prozent herunter und gefährden damit ihre Gesundheit. Je nach Alter sind bei Männern Werte von 10 bis 25 Prozent, bei Frauen aufgrund von hormonellen Gegebenheiten und einem anderen Bindegewebe von 15 bis 32 Prozent als sehr gut bis befriedigend zu bewerten.

Achtung: Bei vielen Fettwert-Tabellen handelt es sich um statistisch ermittelte Werte. Sie werden auf der Basis einer ohnehin übergewichtigen Durchschnittsbevölkerung ermittelt. So sind beispielsweise in amerikanischen Tabellen aus unserer Sicht zu hohe Werte zu finden.

Fraglich sind auch viele Aussagen über ältere Menschen. Denn sie beruhen darauf, daß wir uns im Alter weniger be-

So fett dürfen Sie sein

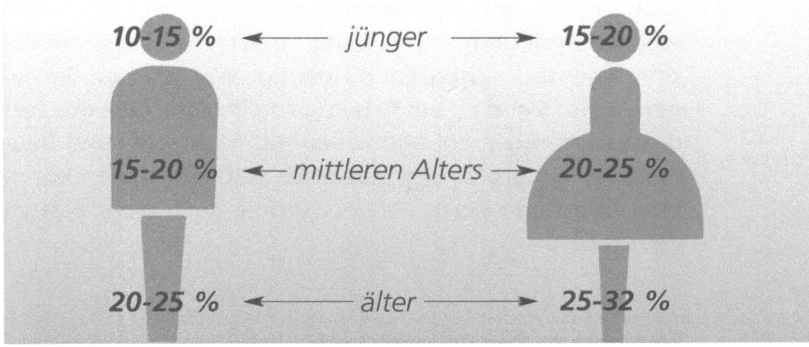

wegen, der Stoffwechsel schlechter funktioniert und Muskelmasse zunehmend durch Fett ersetzt wird. Das freilich muß so nicht sein. Mit diesem schleichenden Prozeß des Muskelabbaus braucht sich niemand abzufinden, denn das hieße: vorzeitiges Altern zuzulassen, nur weil andere es auch tun.

Die »Neun-Monate-Belohnung«

Was neu erforscht und kaum bekannt ist: Nach neun Monaten Fettentzug beginnen Ihre Fettzellen damit, sich in Bindegewebe umzuwandeln. Ihre Haut wird elastischer, jünger und wieder straffer. Es lohnt sich also, durchzuhalten.

Bewegen Sie Ihr Fett weg

Sich zu bewegen, um die innere Bewegung, den Stoffwechsel »reibungslos« in Gang zu setzen, ist als Motivation eigentlich schon Grund genug. Was würden Sie sagen, wenn Sie in einem Arbeitsgang Ihr überflüssiges Fett drastisch reduzieren, alle Zellen mit Sauerstoff und Baumaterial versorgen und zusätzlich Muskeln bilden könnten? Und diese Ihnen helfen würden, noch mehr Fett zu vernichten?

Fett wird im Muskel vernichtet

Um durch körperliche Aktivität tatsächlich Fett in Energie umzuwandeln, gilt es, einige Details zu beachten. Grundlage für jeden Erfolg ist die Erkenntnis, daß Fett im Muskel verbrannt werden kann. Denn in den Muskeln befinden sich kleine Kraftwerke. Unter bestimmten Bedingungen nutzen sie das Fett als Treibstoff, um Energie für die Muskelarbeit zu erzeugen. Doch logischerweise brauchen unsere Muskeln nur dann Energie, wenn sie beansprucht werden. Mit anderen Worten, sie wollen bewegt werden.

Ihre Muskeln können Fettverbrennungsmaschinen sein

Zwei Fett-Fliegen mit einer Bewegung

Wenn der Muskel beansprucht wird, setzt das immer zwei Prozesse in Gang. Fett verwandelt sich in Energie, und die Muskelmasse nimmt zu. Letzteres gilt besonders für Menschen, die über einen längeren Zeitraum nichts für ihre körperliche Fitneß getan haben. Sie bekommen mehr Muskeln, zusätzliche Kraftwerke zur Fettverbrennung und damit einen höheren Grundumsatz.

Schließlich verbrauchen Sie immer mehr Fett, verwandeln es in Muskelmasse und senken somit Ihren Fettanteil. Das erzeugt einen sich selbst verstärkenden, vermehrt Fett abbauenden Kreislauf.

Bewegung setzt eine Fettvernichtungs-spirale in Gang

Dies ist auch der Grund dafür, daß Sie zunächst an Gewicht zunehmen können, obwohl Sie dünner werden. Denn die neu gebildeten Muskeln wiegen bei gleichem Volumen mehr als das abgebaute Fett. Natürlich dauert es einige Zeit, bis die Umbauarbeiten erfolgt sind. Doch je regelmäßiger Sie sich bewegen, desto eher akzeptiert der Körper die neuen Umstände und paßt sich an.

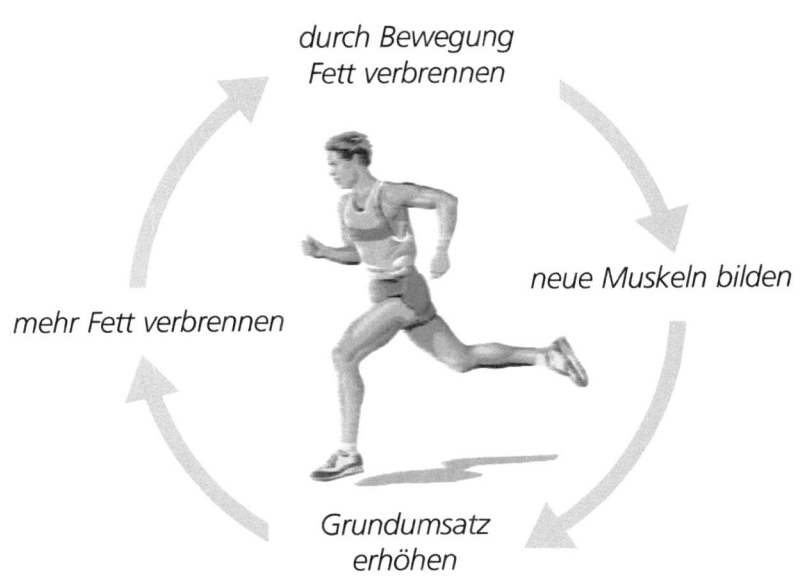

*durch Bewegung
Fett verbrennen*

neue Muskeln bilden

mehr Fett verbrennen

*Grundumsatz
erhöhen*

Fett verbrennt nur mit Sauerstoff

Oft zu wenig beachtet wird die wichtige Erkenntnis, daß Fett nur in Anwesenheit von Sauerstoff verbrannt werden kann. Das heißt, Sie müssen sich im sogenannten aeroben Bereich bewegen. Diese für die Fettverbrennung wichtige Voraussetzung ist darüber hinaus für Untrainierte eine große Hilfe. Im aeroben Bereich zu trainieren bedeutet vereinfacht: Ersparen Sie sich Schweiß und Tränen. Locker bleiben ist die Devise. Nur dabei verbrennen Sie möglichst viel Fett. Dann nämlich haben Sie genügend Sauerstoff im Blut. Andernfalls würde die Fettverbrennung sofort drastisch reduziert.

Die körperliche Belastung im Büro genügt beim unbewegten Menschen freilich noch nicht, um abzuspecken. Warum das so ist, läßt sich wiederum mit dem Energie-Sparmodell unseres Organismus erklären. Dieser sucht sich den bequemsten Weg. Weil er grundsätzlich zuwenig beansprucht wird und somit nicht gewohnt ist, seine Energie aus dem Fett der Muskeln zu beziehen, geht er an die Kohlenhydrate. Da diese Speicher aber ständig gefüllt werden müssen, »schreit« der Körper nach Nahrung. Wir schleichen an den Süßigkeitenautomaten im Büro. Oder?

Locker vernichten Sie Ihr Fett am besten

Zucker zum Denken

Der menschliche Körper will von Natur aus die Energie des Zuckers zum Denken nutzen und die des Fetts für die Bewegung. Dies gilt zumindest für den Ausdauersport, der mit niedrigen Leistungen über einen langen Zeitraum verbunden ist. Nur für plötzliche und kurzfristige Anstrengungen greift der Körper auf die in Sekunden verfügbaren

Zuckervorräte zurück. Die freilich sind bei Höchstbelastung binnen weniger Minuten aufgebraucht. Ist die Leistung geringer, können sie auch einige Stunden ausreichen.

Sparen Sie den Zucker zum Denken

Möglichst viel Zucker sollten wir dem Gehirn überlassen. Denn dieses ist nicht in der Lage, Fett zu seinem Vorteil zu gebrauchen. Im Gegenteil, Fett legt unseren Denkprozeß lahm. Denn es nistet sich zwischen den Synapsen ein und verhindert, daß Informationen weitergegeben werden.

Füttern wir also lieber die Muskeln mit Fett. Dann brauchen wir nicht zum Schokoriegel zu greifen, um wieder denken zu können. Und entgehen dem Tiefschlag der Bauchspeicheldrüse. Diese schüttet bei den sogenannten schnellen Zuckern Insulin aus und entfernt radikal alle Kohlenhydrate aus dem Blut. Dadurch fallen wir in ein tieferes Energieloch als zuvor. Nutzen unsere Muskeln aber für ihre Arbeit das Fett, dann steht der Zucker komplett dem Gehirn zur Verfügung. Ihr Gehirn funktioniert auch noch am Ende einer Mammutsitzung oder eines langen Arbeitstages glasklar.

Fett für die Bewegung

Wie bringen Sie Ihren Körper dazu, möglichst viel Fett zu verbrauchen? Tun Sie das, was unsere Vorfahren immer schon taten: Bewegen Sie sich im sogenannten aeroben Ausdauerbereich. Dann strömt Sauerstoff ins Blut, fettspaltende Enzyme setzen Fettsäuren frei, die in den Kraftwerken verbrannt werden.

Schon nach einigen »bewegten« Wochen gibt es Grund zur Freude: Wir haben mehr Muskeln, mehr Kraftwerke, mehr fettspaltende Enzyme, mehr Kapillargefäße, ein größeres Lungenvolumen.

Die Anzahl der Fettsäuren im Blut steigt während des Ausdauertrainings erst gemächlich, dann rapide an. Früher hieß es, die Fettverbrennung setze erst nach 30 Minuten ein. Diese Wahrheit von gestern ist inzwischen widerlegt. Fett ist von Anfang an im Spiel. Allerdings steigt die Konzentration der Fettsäuren im Blut nach 30 Minuten deutlich an. Nach 45 Minuten erst recht und nach 60 Minuten noch mehr.

Fett vernichten im Liegestuhl

Der Mensch verbrannte von Natur aus eigentlich viel mehr Fett, als wir das heute tun. Diese Fähigkeit hat er aber verlernt. Mit richtiger und ausreichender Bewegung erinnert er sich, was er kann. Dann hat er wieder, wie sich das gehört, neunmal mehr fettspaltende als kohlenhydratspaltende Enzyme im Blut.

Mit den richtigen Reizen verwandeln Sie Ihre Muskeln in Fettvernichtungsmaschinen

Bei unbewegten Menschen ist dieses Verhältnis umgekehrt. Bieten Sie Ihrem Körper die richtigen Reize, so hört er mit der Fettverbrennung gar nicht mehr auf. Er verbrennt am laufenden Band: am Schreibtisch, im Schlaf oder am Strand.

Fettvernichtung ohne Anstrengung

Sie wollen überflüssige Pfunde loswerden. Was würden Sie vermuten? Anstrengende Quälerei oder Leichtigkeit? Obwohl es nachgewiesener Unsinn ist, denkt die Mehrheit immer noch, man müßte an den Rand der Leistungsfähigkeit gehen, damit die Pfunde nur so purzeln. Doch es ist umgekehrt. Je mehr Sie sich schinden, desto weniger Fett verlieren Sie und desto mehr schaden Sie langfristig Ihrer Gesundheit.

Zwei lebenswichtige Gründe, sich nicht zu quälen

Daß die Fettreserven bei Quälerei kaum noch als Energielieferanten zur Verfügung stehen und fröhlich weiterhin lebenswichtige Funktionen stören können, sollte eigentlich schon Grund genug sein, das Bewegungsprogramm nicht zu anstrengend zu gestalten. Eine weitere akute Gesundheitsbedrohung ist allerdings die durch anaerobes Training extrem erhöhte Anzahl der freien Radikale im Körper. Sie sind, so zeigen neueste Forschungen immer deutlicher, einer der Hauptgründe für vorzeitiges Altern und Mitauslöser von Krankheiten.

Der richtige Puls als Anstrengungsindikator

Für jeden gibt es eine optimale Bewegungsintensität. Diese ist abhängig von Ihrem Puls. Bewegen Sie sich nämlich zu gemächlich, ist der Energieaufwand zu gering. Ihr Körper zapft vielleicht nur die Kohlenhydrate an, oder wenn überhaupt, nur sehr wenig Fette. Strengen Sie sich aber zuviel an, kommt es zu einem Sauerstoffmangel im Blut – und aus ist es mit der Fettvernichtung. Es gilt also, exakt den Belastungsgrad zu finden, der einen genügend hohen Energieverbrauch bietet, bei dem aber die Fette noch bestmöglich am Energieeinsatz beteiligt sind.

Die alles entscheidende Größe beim Fettvernichten: der richtige Puls

Die Suche nach dem optimalen Puls ist etwas knifflig. Denn erstens gilt für jeden ein anderer Wert. Zweitens sind Sie nicht jeden Tag in derselben Form. Ihr optimaler Puls variiert dementsprechend. Und drittens paßt sich Ihr Körper an, wenn Sie ihn regelmäßig fordern. Der effizienteste Fettvernichtungspuls ändert sich also mit Ihrem Trainingszustand und sogar während einer einzigen Ausdauertrainingseinheit.

Formeln zur Herzfrequenzberechnung

Ein Hilfsmittel, um den optimalen Puls zu ermitteln, sind Formeln. Die einfachsten Regeln lauten: 180 minus Lebensalter oder 220 minus Lebensalter minus 30 Prozent.

Formeln zur Pulsberechnung bieten nur grobe Anhaltspunkte

Das ergibt für einen 40jährigen eine Pulsfrequenz von 140 oder aber von 126. Schon dieser Unterschied macht klar, daß es sich nur um eine Richtschnur handeln kann. Unser Geburtsjahr sagt nun einmal nichts aus über unser biologisches Alter. Also darüber, in welchem Zustand wir uns tatsächlich befinden.

Eine andere Formel (siehe Kasten rechts) berücksichtigt diese individuellen Unterschiede zumindest ansatzweise. Der Ruhepuls, ein Gesundheits- und Fitneßindikator, fließt ein. Messen Sie ihn am besten morgens im Bett und beachten Sie, daß er sich bereits bei leichten Bewegungen und beim Sprechen ändert.

> Zunächst wird die maximale Herzfrequenz mit 220 minus Lebensalter berechnet
> (bei 40 Jahren: 220 minus 40 = 180).
>
> Davon wird der Ruhepuls abgezogen
> (bei RP 60: 180 minus 60 = 120).
> Diesen Wert multiplizieren wir mit 0,7 (120 x 0,7 = 84).
>
> Zum Schluß addieren wir den Ruhepuls noch dazu
> (84 plus 60 = 144).

Doch auch diese komplizierten Berechnungen verschaffen nur eine grobe Einschätzung. Denn außer dem Ruhepuls werden keine persönlichen Faktoren berücksichtigt.

An die Bewegung gekoppelte Atmung

Um ein erstes Gefühl für die richtige Geschwindigkeit zu bekommen, können Sie Ihre Atmung zu Hilfe nehmen. Koppeln Sie das Atmen beim Laufen an die Schritte, beim Radfahren an die Pedaldrehungen, also an den Bewegungsrhythmus. Vermeiden Sie eine Intensität, bei der Sie ins Hecheln kommen. Setzen Sie die Atmung also nie als Schnelligkeitsbegrenzer ein, denn dann würden Sie sich an die Grenze zur Atemnot herantasten. Dabei würde aber die Sauerstoffzufuhr knapp, die Fettverbrennung schlecht. Achten Sie darauf, mindestens so intensiv aus- wie einzuatmen. Sie können auf drei Takte ein und auf drei Takte ausatmen. Dann bewegen Sie sich an der

Pulsbestimmung über die Atmung:

3 ein, 3 aus =
untere Grenze

2 ein, 3 aus =
mittlerer Bereich

2 ein, 2 aus =
obere Grenze, hier setzen Sie das meiste Fett um

unteren Grenze des gesuchten Fettverbrennungsbereichs, wenn Sie dabei das Gefühl haben, gut mit Sauerstoff versorgt zu sein. Atmen Sie auf zwei Takte ein und auf drei aus, so befinden Sie sich in der Mitte dieses Bereichs. Wenn Sie auf zwei Takte ein- und auf zwei Takte ausatmen, sich aber nicht schneller bewegen als beim zwei/dreier Takt, befinden Sie sich im Optimum. Nach einiger Zeit atmen Sie automatisch richtig. Ihr Körper holt so Luft, wie es für ihn am besten ist. Achten Sie dabei immer auf Ihr Wohlgefühl, es darf nicht anstrengend sein.

High-Tech für die Fettvernichtung

Ein führender Hersteller von Pulsmeßgeräten ist inzwischen so weit, daß er durch das Messen eines speziellen Parameters, der Herzfrequenzvarianz, Aussagen über den jeweils gewünschten optimalen Trainingsbereich machen kann. Wenn es nicht gerade um Hochleistungssport geht, ist die Genauigkeit dieser in Zonen eingeteilten Trainingsbereiche völlig ausreichend.

Die höchste Fettverbrennung haben Sie an der oberen Grenze des mittleren Bereichs, Basic-Zone genannt. Bestechend daran ist, daß den individuellen Schwankungen Rechnung getragen wird. Vor jeder Bewegungseinheit wird der optimale Pulsbereich neu bestimmt. Neueinsteiger beachten bitte nebenstehenden Kasten.

Mit dem Herzfrequenzmesser finden Sie Ihren optimalen Puls am oberen Rand der Basic-Zone

Der Trainingszustand entscheidet:
- Als völlig Untrainierter wählen Sie zunächst den unteren Rand der Low-Zone (65% der maximalen Herzfrequenz)
- Als mittelmäßig Trainierter den oberen Rand der Low-Zone (max. 75%)
- Als regelmäßig Trainierender den oberen Rand der Basic-Zone (max. 85%)

Schwarz auf Rot!

Wer's jedoch ganz genau wissen möchte, wie es um seine Fettverbrennung steht, kommt an einem Arztbesuch nicht vorbei. Dieser nimmt auf dem Laufband oder Ergometer einen Belastungstest vor und mißt dabei den Laktatwert. In bestimmten Zeitabständen wird die Belastung verändert und am Ohrläppchen oder Finger etwas Blut abgenommen. Ab etwa vier Millimol Laktat pro Liter (mmol/l) befindet sich der Körper im anaeroben Bereich, wo die Fettverbrennung drastisch reduziert wird. Doch schon vorher nimmt die Zuckerverbrennung deutlich zu. Bewegen Sie sich daher in einer Herzfrequenz, bei der Sie zwischen 2 bis 2,5 mmol/l Laktat im Blut haben. Diese Methode ist die genaueste, allerdings kann sie wegen des Aufwands nicht täglich durchgeführt werden.

Die Laktatbestimmung ist am genauesten, gilt jedoch nur für den Tag der Messung

Die Wohlfühl-Tabelle

Formeln, Pulsmesser und Laktatbestimmungen sind vor allem für Ungeübte wichtige Hilfen. Erfahrene Ausdauersportler hören in sich hinein. Sie spüren besser, wann sie noch im aeroben Bereich trainieren und wann sie diesen verlassen. Allerdings stellt sich bei Messungen immer wieder heraus, daß auch sie die Tendenz haben, zu schnell zu trainieren.

Ihr Gefühl bildet eine eigene »Anstrengungs-Tabelle«. Die Gefühls-Kategorien sind: sehr leicht, leicht, mittel, anstrengend und sehr anstrengend. An der Grenze von leicht zu mittel bewegen Sie sich in der richtigen Intensität. Sie beginnen nach einer Weile leicht zu schwitzen, sind stets in der Lage, sich zu unterhalten und wenige Minuten nach dem Training wieder frisch. Wichtig ist, daß Sie sich wohlfühlen. Wenn Sie gar nicht mehr aufhören möchten, dann haben Sie den richtigen Puls erwischt.

Bewegen Sie sich in einer Intensität, die Sie gerade noch als leicht empfinden

Seien Sie ein Sauerstoffblasebalg!

Bei allem, was Sie tun, sollten Sie immer auf tiefes, ausgiebiges Atmen achten. Die meisten Menschen leiden heutzutage unter permanentem Sauerstoffmangel. Dies führt im Laufe der Jahre zum Niedergang von Zellen oder größeren Zellverbänden bis hin zu Gliedmaßen (Raucherbein). Ausdauerbewegung verbunden mit tiefen, langen Atemzügen schiebt hier einen Riegel vor. Der Organismus wird umfassend mit Sauerstoff gefüttert. Natürlich ist es am besten, wenn Sie im Freien trainieren.

Drinnen oder draußen?

Wußten Sie, daß selbst die Luft in Industriegebieten draußen besser ist als in geschlossenen Räumen? Sie sollten sich daher – wenn irgend möglich – im Freien bewegen. Natürlich nicht entlang der vielbefahrenen Straßen. Für Regenscheue gilt: Es gibt kein schlechtes Wetter, es gibt nur schlechte Kleidung. Ist es Ihnen nicht möglich hinauszugehen, so bewegen Sie sich bei geöffnetem Fenster oder auf dem Balkon. Da fehlt zwar das Naturerlebnis, aber Sie erhalten ebenfalls genügend frische Luft.

BioTUNING-Übung – Luft für den ganzen Körper

Stellen Sie sich Ihren Oberkörper wie ein Glas vor, in das Sie Wasser gießen. Es füllt sich von unten nach oben. Sie atmen also erst in den Bauch, dann in die Brust. Beim Ausatmen machen Sie es umgekehrt.

Atmen Sie möglichst tief ein und mindestens ebenso lange aus.

Bewegen Sie Sauerstoff, dann bewegen Sie Ihr Fett

Nach zirka zehn solcher Atemzüge ist ihr Blut deutlich mit Sauerstoff angereichert. Alle Zellen können bestens versorgt werden. Immer wenn Sie daran denken, versuchen Sie so zu atmen. Mit dem zusätzlichen Sauerstoff erhöhen Sie auch die Bereitschaft Ihres Körpers, an das Fett zu gehen. Je mehr Sauerstoff zur Verfügung steht, desto besser kann das Fett verbrannt werden. Atemübungen vernichten Fett!

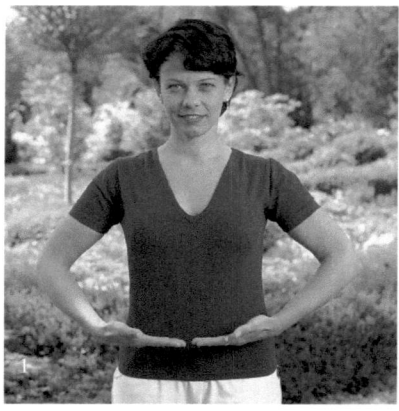

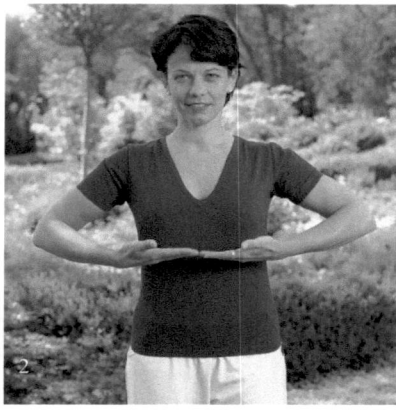

Nachdem Sie ausgeatmet haben, füllen Sie gedanklich Ihren Rumpf von unten nach oben

Lassen Sie den Luftpegel mit dem Hochnehmen Ihrer Hände nach oben steigen

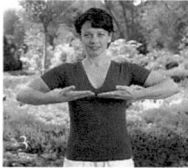 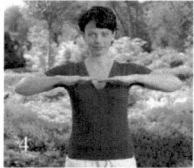 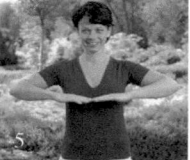 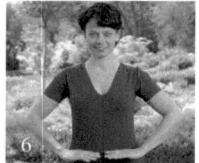

Entleeren Sie den Rumpf von oben nach unten. Benutzen Sie Ihre Hände, um ein Gefühl für das richtige Ausatmen zu bekommen

Mehr Effizienz bei gleicher Bewegung

Sie wollen Ihre eingesetzte Zeit besser nutzen. Also gut: hier noch einige Tricks, um bei gleichem Einsatz noch mehr Fett zu vernichten und bestmögliche Stoffwechselergebnisse zu erzielen.

Wie bisher gilt auch jetzt: Anstrengung vermeiden, nicht verbissen werden, ein Lächeln muß möglich sein.

Kein Zucker im Blut

Der Körper geht leichter an den Speck, wenn er noch keine Kohlenhydrate im Blut hat. Legen Sie also morgens nüchtern los, nur mit einem großen Glas Wasser im Bauch. Wissenschaftler haben gemessen, daß dann mangels Alternative schnell doppelt so viele Fettsäuren zum Verheizen im Blut sind wie sonst.

Bewegen Sie sich nüchtern, ohne Kohlenhydrate im Blut oder am Abend nach dem Tagesstreß

Heißt im Klartext: Sie vernichten viel mehr Fett beim selben Aufwand.

Wenn Sie sich lieber tagsüber oder abends bewegen, dann achten Sie auf einen größtmöglichen Abstand zur letzten Mahlzeit. Diese ist am besten arm an schnell verfügbaren Zuckern. Essen Sie also Eiweißreiches in Verbindung mit Salaten oder Gemüse.

Ein bis zwei Stunden vor Ihrem Sport sollten Sie ohnehin nichts mehr zu sich genommen haben. Sonst ist das Blut im Magen mit dem Verdauungsprozeß beschäftigt, statt den Muskeln bei der Arbeit zu helfen.

Balsam für Ihre Blutgefäße:
Die Tagesabschluß-Bewegung

Adrenalin vom Tagesstreß, das Sie mit in den Schlaf nehmen, attackiert Ihre Gefäßwände. An diesen Verletzungen lagern sich leicht Klumpen an, der Beginn von Verstopfungen.

Bauen Sie das Adrenalin am besten abends durch eine Bewegungseinheit in Ihrem Blut ab. Ihr Körper samt all seinen Blutgefäßen dankt es Ihnen – nicht zuletzt durch erholsamen Schlaf.

Ausflug in die Evolution: kämpfen oder flüchten

Vor Urzeiten war Adrenalin äußerst sinnvoll. Denn in gefährlichen oder gar lebensbedrohlichen Situationen von der Nebenniere freigesetzt, wirkt es wie eine Kampfdroge. Es mobilisiert alle Kraftreserven und verhilft zu ungeahnten Fähigkeiten. Der Körper wird unempfindlich gegen Schmerz. Verletzungen bluten zunächst kaum. Alle Energien sind auf den Gegner konzentriert, auch andere Gedanken haben kaum noch Raum.

Wer kämpft oder flieht, muß sich bewegen. Früher wurde das Adrenalin also schnell wieder abgebaut, der Körper somit in sein Gleichgewicht gebracht. Heutzutage freilich begegnen wir nicht mehr dem keulenschwingenden Nachbarstamm oder dem hungrigen Saurier. Vielmehr sorgen sinkende Aktienkurse

Gleichen Sie Streß, Ärger oder Aufregung mit einer Bewegungseinheit aus

oder Ärger im Büro für Streß und den Adrenalinschub. Der Körper aber reagiert immer noch wie früher. Doch wer gibt ihm schon die Chance zum Adrenalinabbau, indem er um den Häuserblock oder durch die Büroräume rennt.

Zwischenspurt statt Endspurt

Wußten Sie, daß Ihre Fettverbrennung noch bis zu 20 Stunden nach der Bewegungseinheit anhält? Entscheidend ist – wie Sie wissen – der Aufenthalt im Sauerstoffüberschuß. Wenn Sie zum Beispiel nach dem Duschen in der Hängematte liegen, verbrennen Sie selbst dort Fett. Der heißgeliebte Endspurt zum Abschluß Ihres Trainings, das wunderschöne Auspowern aber macht Schluß mit der Fettvernichtung.

Wie wär's mit einem Zwischenspurt? Aber bloß nicht zu lange.

Wenn Sie einen Zwischenspurt von unter zehn Sekunden einlegen, dann forciert das sogar den Fettverbrauch. Denn durch diese Anstrengung werden die Kurzzeitenergiespeicher geleert und mit Hilfe der Fette wieder aufgefüllt. Aber nur wenn Sie alles richtig machen.

Kurze Zwischenspurts puschen Ihren Fettverbrauch

Das heißt, sofort nach der kurzfristigen Anstrengung das Tempo wieder reduzieren und kräftig atmen, damit Sie im aeroben Bereich bleiben.

Der Trick für Bewegungsmuffel und Verletzte

Machen Sie Atemübungen draußen oder zumindest am geöffneten Fenster – und zwar immer, wenn Sie die Gelegenheit dazu haben. Oder atmen Sie reinen Sauerstoff aus der Atemmaske bei Ihrem Arzt oder Therapeuten nach den Regeln der 1970 von Manfred von Ardenne entwickelten Sauerstoff-Mehrschritt-Kur.

Suchen Sie sich einen Arzt, bei dem Sie reinen medizinischen Sauerstoff in ionisierter Form einatmen können. Natürlich am besten in Ihrer persönlichen Fettverbren-

BioTUNING Spezial:
die Sauerstoff-Kur

Bei der Sauerstoff-Mehrschritt-Kur nach Ardenne wird den Blutgefäßen über die Lunge hochkonzentrierter Sauerstoff zugeführt.
Eine komplette Behandlung beinhaltet 18 Sauerstoffanwendungen. Nach etwa der zehnten stellt sich der gewünschte Effekt ein: Die Schwellung der Gefäßwände, insbesondere der Haargefäße, das sind die kleinsten Gefäße, geht zurück, die Durchblutung ist wieder wie gewünscht, und der Körper samt aller Zellen badet quasi im Sauerstoff. Die Sauerstoff-Mehrschritt-Therapie ein- bis zweimal jährlich ist die Rettung für diejenigen, die sich aus gesundheitlichen Gründen nicht bewegen können oder dies nicht wollen.

Atmen Sie reinen Sauerstoff – am besten ionisiert

Sauerstoff-Therapie kann Bewegung nicht ersetzen, aber teilweise ausgleichen

nungsfrequenz. Dann werden Ihre Kraftwerke danach gieren, alle erreichbaren Fette in sich hineinzusaugen. Vor allem nach der Bewegung zu Hause am Schreibtisch oder im Liegestuhl puscht das den Nachbrenneffekt.

Zeit ist alles

Die Dauer Ihres Trainings wirkt sich drastisch auf die Fettvernichtungsrate aus. Ab 30 Minuten kommt der Fettstoffwechsel richtig in Schwung, ab 45 Minuten geht es dann steil aufwärts. Wenn

Ihre Fettvernichtung steigt überdurchschnittlich mit der Dauer Ihrer eingesetzten Zeit

Sie Zeit und Lust haben, sollten Sie diese 15 Minuten immer dranhängen.

Wer könnte etwas dagegen haben, daß Sie 60 oder gar 90 Minuten die entstehenden Hochgefühle genießen? Und ganz nebenbei Fett in Zehngrammpäckchen abwerfen.

Mit Pausen schneller ans Ziel

Ihr Körper braucht Umbau- und Erholungspausen, vor allem wenn Sie die Bewegung nicht gewöhnt sind. Sonst eröffnet er immer mehr Baustellen, kommt aber nirgends so recht weiter.

Zweimal wöchentlich ist Minimum, viermal Maximum für Untrainierte, täglich erst nach Anpassung an die Belastung

Die ihm nicht gegönnte erforderliche Ruhe könnte er sich durch Unlustgefühle, Ermüdungsverletzungen oder gar Krankheit erzwingen. Bewegen Sie sich deshalb, gerade als Neuling, nur viermal pro Woche, niemals täglich. Ihr Körper dankt es noch auf andere Weise. Denn er reagiert deutlicher auf unregelmäßige Reize, das heißt, Sie erzielen einen größeren Effekt bei weniger Einsatz.

Wer sich viermal pro Woche 45 bis 60 Minuten bewegt, verbrennt mehr Fett, als würde er dies täglich eine halbe Stunde tun. Dreimal bringt leichtere Verbesserungen. Zweimal wöchentlich allerdings ist absolutes Minimum. Dann halten Sie zumindest Ihren Zustand.

Je weniger Pausen Sie einlegen, desto öfter sollten Sie die Art der Bewegung wechseln. Setzen Sie immer den gleichen Reiz, also die gleiche Bewegung bei derselben Herzfrequenz, reagiert der Körper bald gelangweilt.

Pausen und wechselnde Bewegungsarten forcieren die Effekte

Fortschritte bleiben aus. Pausen und Bewegungsvarianten schaffen bessere Ergebnisse.

Welche Bewegung für Sie?

Die Auswahl der Bewegung entscheidet darüber, ob Ihr Entschluß von kurzer Dauer bleibt oder jahrelanger Genuß wird. Was Sie auch tun: Es sollte Spaß machen.

Welche Bewegung bringt den Stoffwechsel am besten in Schwung?

Je mehr Muskeln bei einer Bewegung einbezogen werden, um so größer ist der Effekt auf den Herzschlag und das gesamte Kreislaufsystem. Um so leichter wird es Ihnen fallen, Ihren optimalen Puls zu erreichen und ihn über einen längeren Zeitraum ohne Anstrengung zu halten. So wird Fettvernichtung zum Spaziergang. Gesucht sind also Ganzkörperbewegungen.

Ausflug in die Evolution: Bewegung

Seit mehr als 30 Millionen Jahren klettert der Vorläufer des Menschen, seit zirka fünf Millionen Jahren geht er aufrecht. Da unser Körper sich immer nach der jeweils vorherrschenden Bewegung ausrichtete, ist klar, was ihm am besten bekommt: das Klettern und selbstverständlich das Laufen und Gehen. Diese beiden Hauptbewegungsarten werden natürlich durch

Je mehr Muskeln bei einer Bewegung beansprucht werden, desto leichter fällt Ihnen das Training

die ganze Bewegungsvielfalt der anderen Aktivitäten zum Jagen, Kämpfen, Nahrung beschaffen und vieles andere mehr ergänzt.

Auch nach fünf Millionen Jahren sind wir noch nicht vollständig an den aufrechten Gang angepaßt. Das sieht man daran, daß unser Hüftgelenk immer noch in leicht gebückter Kletter- oder Vierfüßlerstellung seine beste Überdeckung hat, also der Oberschenkelkopf optimal in der Hüftpfanne sitzt.

Klettern: Die ursprünglichste Bewegung des Menschen

Beobachten Sie Kinder in einer Umgebung mit Klettermöglichkeiten, und jede Diskussion erübrigt sich. Ob Bäume, Teppichstangen oder Zäune – nichts ist sicher vor diesem in die Gene programmierten Kletterdrang. Auch ältere Menschen übrigens, die langsam an diese Bewegung herangeführt werden, wollen nicht mehr davon lassen. Sie merken sehr schnell, wie gut sie ihnen tut.
Natürlich ist es unrealistisch, 30 Minuten bei optimalem Puls im Kastanienbaum vor Ihrem Haus herumzuklettern. Es gibt aber Hilfsgeräte, die dies ermöglichen und dabei so genial konstruiert sind, daß Sie maximal 30 Zentimeter tief fallen können. Der Climber ist ein solches. Er bezieht alle Muskeln mit ein – durch Zug- und Druckbewegungen die Arme und Beine und durch die Kraftübertragung den gesamten Rumpf.
+ *VORTEILE:* Je nach körperlichem Zustand eines Menschen läßt sich das Gerät individuell einsetzen und die Anstrengung dosieren. Ältere Menschen ebenso wie weniger Geübte machen anfangs nur die Armbewegungen. Andere stellen sich auf die Pedale und halten

Klettern: Die Bewegung, die automatisch alles richtig macht

sich an den Griffen fest. So funktioniert der Climber wie ein Stepper. Sind Sie fit, vollziehen Sie die gesamte Kletterbewegung.
Achtung: Dadurch, daß Sie mit fast sämtlichen Muskeln ar-

beiten, schlittern Sie leicht unbemerkt in den anaeroben Bereich, in dem die Fettverbrennung immer mehr abnimmt.

– *EINZIGER NACHTEIL:* Die Bewegung ist vom Gerät vorgegeben. Besser wäre eine nicht geführte Bewegung, um die koordinativen Fähigkeiten mitzuentwickeln. Doch für Ältere, Anfänger oder Bewegungsunsichere dreht sich dieser Nachteil wegen des geringeren Verletzungsrisikos in einen Vorteil um.

Skilanglauf oder Skaten: Eine gute Alternative

Skilanglauf – in der klassischen Form oder als Skating – kommt der Qualität des Kletterns ziemlich nahe. Der Vorteil ist auch hier, daß es sich um eine freie Ganzkörperbewegung handelt, bei der fast alle Muskeln angesprochen werden.

Dementsprechend effizient ist es, damit den Stoffwechsel auf Trab zu bringen. Hinzu kommt der große Nutzen einer Betätigung an frischer Luft. Doch leider: Wer hat schon genügend Schnee oder Loipen vor der Haustür?

Im Sommer können Sie die Skier durch Rollerblades ersetzen. Packen Sie dazu die Skistöcke aus, so sind Sie von der Belastung her genausogut versorgt.

– *EINZIGER NACHTEIL:* Beim Üben auf der Straße besteht Sturz- und Verletzungsgefahr vor allem bei höheren Geschwindigkeiten.

Skilanglauf, Fahrradfahren und Steppen in einem!

Möglich wird das auf den Cross-Trainern. Diese Geräte, die momentan sehr in Mode kommen, vereinen verschiedene Bewegungen in einem sehr angenehmen Ganzkörpertraining. Die Beine gleiten vor und zurück, wie beim Skilanglauf, machen gleichzeitig eine elliptische Bewegung, ähnlich wie beim Radfahren, und beinhalten das Auf und Ab des Steppers. Gleichzeitig werden die Arme durch Ziehen und Drücken in den Ablauf einbezogen. Die Geräte erlauben es, Arme oder Beine, je nach Bedarf, stärker zu beanspruchen.

+ *VORTEILE:* Je nach Gerät handelt es sich um eine sehr schöne runde, motivierende Ganzkörperbewegung. Die

---

BioTUNING Spezial:
freie Bewegung oder geführte an Geräten?

Ziehen Sie wann immer möglich freie Bewegungen vor. Dann wird vom Körper Kraft und Koordination gefordert. Das gleiche gilt übrigens auch für das Krafttraining. Immer wenn Bewegungen durch Geräte vorgegeben werden, erhöht sich die Kraft, ohne daß die Koordination mittrainiert wird. Das Resultat kann ein Mittelklassefahrwerk mit Rennwagenmotor sein. Beim Ausdauertraining aber spielt die Kräftigung nur beim Anfänger eine Rolle. Und zwar so lange, bis er ein ausreichendes Kraftniveau für die neue Bewegung erlangt hat. Bei Geräten gilt: Wenn deren Führung keine unergonomischen Bewegungen vorgibt, haben sie auch zahlreiche Vorteile. So können Gelenkgeschädigte oder Verletzte für sie schädliche Belastungen mindern oder vermeiden.

Waren Sie lange Zeit untätig, gilt sogar: Nutzen Sie ein ausgesuchtes Gerät, bis Sie in besserer Verfassung sind.

Anstrengung ist leicht steuerbar. Achtung: Es gibt Geräte mit gelenkschädigender Bewegungskurve.
– *NACHTEILE:* Die Bewegung ist vom Gerät vorgegeben.

Nach dem Klettern kam das Laufen

Die zweitnatürlichste Bewegung des Menschen fängt beim Gehen an, steigert sich mit dem Walking und endet beim Laufen oder Joggen. Vor allem jüngere und sportliche Menschen ziehen das Laufen allem anderen vor. Man könnte von einer Laufwelle sprechen. Dieser Sport bietet frische Luft, Verbundenheit mit der Natur und ist leicht auszuüben: Sie schnüren Ihre Laufschuhe, und schon geht es los.

Doch leider funktionieren die Gelenke bei vielen heutzutage nicht mehr optimal. So mancher begeisterte Laufanfänger erlebt kein Runners high, sondern landet beim Arzt. Denn die bei vielen Menschen zuvor aus der Balance geratene Muskulatur führt zu falschen Gelenkbewegungen, Schmerzen und schließlich zum Gelenkverschleiß. Der Arzt freilich weiß sich meist nicht anders zu helfen, als den Laufentschluß wieder zu stoppen.

Laufen Sie erst los, wenn Ihr Laufapparat in Ordnung ist

Die Vor- und Nachteile des Laufens

Ist Ihr Bewegungsapparat in Ordnung, die Gelenke arbeiten wie vorgesehen und die Muskulatur ist in gutem Zustand, können Sie ohne Probleme laufen. Doch bei wem ist das heute so?
Selbst Profis, durchtrainierte Läufer wie Freizeitjogger er-

leben Ihren Leistungseinbruch meist nicht mangels Ausdauer, sondern wegen der auftretenden Schmerzen.

Bitte laufen Sie als Ungeübter nicht einfach los nach dem Motto: das wird schon. Sie tun sich damit keinen Gefallen. Abgesehen davon, daß sich Ihr gesamter Bänder- und Muskelapparat langsam auf die ungewohnte Anforderung einstellen muß, und zwar mehr als bei den bisher beschriebenen Bewegungen, kann es zu starken Muskelverkürzungen und einseitigen Belastungen kommen. In früheren Zeiten, gekennzeichnet durch eine Vielfalt von Bewegungen, war das kein Problem. Doch wenn Sie, abgesehen vom gelegentlichen Laufen, hauptsächlich sitzen, geraten Sie immer mehr in muskuläre Dysbalancen. Diese machen früher oder später zunächst durch Schmerzen in Fußgelenk, Knie, Hüfte oder gar im Rücken, entzündeten Achillessehnen oder einem Joggerschienbein das Laufen unmöglich. Das muß nicht sein.

Stellen Sie Ihr muskuläres Gleichgewicht wieder her, achten Sie beim Laufen auf die richtige Technik und absolvieren Sie zum Ausgleich Dehn- und Kräftigungsübungen. Unter diesen Voraussetzungen können Sie jahrelang ohne Schmerzen und Gelenkverschleiß laufen.

Wie bekomme ich mein muskuläres Basisgleichgewicht? Das muskuläre Gleichgewicht als Voraussetzung für einen gesunden Bewegungsapparat bis ins hohe Alter ist Hauptthema des Schmerzkapitels. Dort finden Sie auch Übungen.

Das richtige Werkzeug

Besorgen Sie sich bequeme Schuhe, in denen Sie sich wohlfühlen. Achten Sie vor allem darauf, daß Ihr Vorfuß Platz hat, sich zur Seite ausbreiten kann. Gehen Sie in ein Sportgeschäft zwecks Laufstilanalyse. Wenn Sie dort Ihre Schuhe

kaufen, sollte das zum kostenfreien Service gehören. Heutzutage gibt es den passenden Schuh für jeden Fuß. Testen
Sie ihn noch im Geschäft auf dem Laufband und lassen Sie
sich beraten.

> **BioTUNING Spezial:**
> *auf großen Füßen laufen*
>
> Kaufen Sie Ihren Laufschuh eine halbe oder sogar eine
> ganze Nummer größer als eigentlich nötig. Ihre Füße dan-
> ken es Ihnen. Achten Sie aber darauf, daß Sie den Schuh
> so schnüren können, daß Ihre Ferse festsitzt.

Gesunde Lauftechnik fußt auf den Füßen

Wegen des meist völlig ebenen Untergrundes, oft zu enger,
hochhackiger Schuhe und der damit verbundenen zu geringen Fußgelenkbelastung, müssen unsere Füße neu laufen
lernen. Machen Sie das Gehen im Alltag zu einer Übung
für die richtige Technik beim Joggen.
Mit einigen einfachen Regeln ist die Grundlage für unge-
trübten Laufspaß gelegt. Ihre Füße sollten beim Laufen
nach vorne zeigen. Für jene, deren Spur bisher extrem nach
außen zeigte, mag das seltsam sein. Sie gewöhnen sich aber
sehr schnell daran, und Ihre Gelenke werden es Ihnen danken.

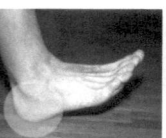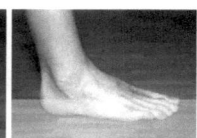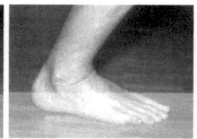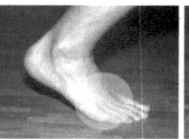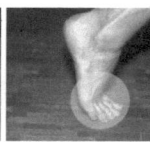

Ziehen Sie den Vorderfuß bei Aufsetzen der Ferse möglichst hoch / Rollen Sie über den
Außenrist rund ab / Drücken Sie sich über die Fußspitze ab und strecken Sie Ihr Fußgelenk

BioTUNING Spezial:
Schuhe sollen nicht stützen

Verzichten Sie möglichst auf Fußgewölbeunterstützungen und Schuhe, die – vor allem geschnürt – über die Knöchel reichen. Auch Einlagen bewirken meist das Gegenteil dessen, was beabsichtigt ist. Unser Körper, und somit auch der Fuß, besteht aus lebendigen Zellen, die sich an alle Anforderungen anpassen. Jede Unterstützung und Führung von außen schwächen das Fußgewölbe und das Gelenk. Einlagen fixieren Fehlstellungen im Hüftgelenk und vertuschen muskuläre Dysbalancen, die dringend beseitigt werden müßten.

Setzen Sie beim Laufen nicht zuerst auf dem Vorfuß auf, und praktizieren Sie auch keinen Zehenspitzenlauf. Dies gilt ebenfalls für das Walken. Setzen Sie die Ferse auf, nachdem Sie Ihren Vorfuß vorher weit hochgezogen haben. Dann rollen Sie über die Fußsohle ab und drücken sich mit dem Vorfuß über die Fußspitze nach oben vorne weg. Nur beim Rennen oder Spurten setzt mit zunehmender Geschwindigkeit der Vorfuß auf, da der Läufer

Lernen Sie richtiges Laufen, bevor Sie loslaufen

in Vorlage kommt. Die Ferse des Menschen ist – ganz anders als bei Tieren, deren Körpergewicht sich auf vier Füße verteilt – so massiv gebaut, damit das Körpergewicht weich über die Kniegelenke und nicht über die Fußgelenke abgefedert wird. Dies ist wichtig, um Wirbelsäule und Gelenke zu schonen. Die Kniegelenke und die Beinstreckmuskulatur sind dazu viel besser in der Lage als die Fußgelenke mit der Wadenmuskulatur.

Durch diese Art des Laufens kommt es nicht zu falschen Fußgelenkbelastungen. Auch Achillessehnenreizungen oder Joggerschienbeine sind dann kein Thema mehr.

Nur bei dieser Art des Laufens wird die Muskulatur der Beine und damit Hüft-, Knie- und Fußgelenk wie vorgesehen beansprucht. Auch der Lymph- und Blutfluß werden auf diese Weise schon beim Gehen deutlich unterstützt. Die Auswirkungen für den Rücken sind ebenfalls positiv.

Das Laufband: Bewahrt vor Unwetter und Straucheln

Wenn die richtige Umgebung fehlt oder das Wetter zu ungemütlich ist, können Sie auch in den eigenen vier Wänden oder in einem Fitneßstudio auf Stoffwechseltouren kommen.

Laufbänder gibt es heute schon für den Preis eines Mittelklassefernsehers. Gerade ältere Menschen, die schon jahrelang nicht mehr gut laufen können, haben durch Griffe oder Geländer zum Festhalten die Chance, sich diese Bewegung langsam, Schritt für Schritt, zurückzuerobern. Vorteile: Sie laufen auch bei miesestem Wetter, ohne Regen, Schnee oder Matsch ausgesetzt zu sein. Auch wenn Sie in bergiger Umgebung wohnen, können Sie ohne Steigungen oder Gefälle laufen. Dadurch ist es gerade für Einsteiger viel leichter, den optimalen Puls längere Zeit gleichmäßig zu halten.

Stockwandern: Die gute Idee aus dem Norden

Nehmen Sie ganz einfach beim Walken, Wandern oder Spazierengehen Skistöcke oder Wanderstäbe in beide Hände und aktivieren Sie so zusätzlich Ihre Arm- und Oberkörpermuskulatur. Sie erreichen dadurch ähnliche Effekte wie beim Skilanglauf, ohne auf Schnee angewiesen zu sein. Gerade für ältere Menschen eine interessante Variante, da die Stöcke gleichzeitig Stützsicherheit beim Laufen verschaffen.

Aquajogging: Laufen ohne Laufbelastung

Durch den Auftrieb des Wassers wird die Schwerkraft deutlich reduziert und damit fallen die senkrecht wirkenden Kräfte zum großen Teil weg. Wie beim Schwimmen können Sie sich durch die Umgehung der falschen Gelenkführung schmerzfrei bewegen.

Wenn Sie Spaß daran haben oder keine andere Bewegung mehr möglich ist, warum nicht? Die Alternative wäre, die Gelenkführung wieder in Ordnung zu bringen. Laufen unter Schwerkrafteinfluß oder alle anderen Ausdauerbetätigungen sind dann wieder möglich.

Stepper: Treppensteigen auf dem Punkt

Der Stepper bietet eine geführte Steigbewegung, während Sie sich festhalten können. Eingesetzt wird vor allem die Gesäß- und Oberschenkelmuskulatur. Viele Menschen verlagern dabei ständig ihren Schwerpunkt. Halten Sie ihn jedoch konstant und arbeiten aus den Beinen heraus, werden Ihre Bewegungswinkel größer, die Trainingsintensität steigt. Die Stepperbewegung ist gelenkschonend. Da eine Oberkörperbelastung fehlt, ist sie aber etwas einseitig.

+ *VORTEIL:* Die Bewegung ist auf engstem Raum möglich, Aufprallkräfte fallen weg.

– *NACHTEIL:* Das Steppen ist eine maschinengeführte Bewegung. Es werden deutlich weniger Muskeln als beim Klettern oder anderen Ganzkörperbewegungen eingesetzt.

Radfahren: Wenn Laufen schwerfällt oder keinen Spaß macht

Oder natürlich wenn man es einfach mag. Viele wählen das Radfahren als Alternative, wenn Gelenke oder Schmerzen das Laufen nicht mehr zulassen. Wie Sie später lesen werden, plädieren wir eher dafür, die Muskulatur und damit die Gelenkführung in Ordnung zu bringen, so daß Laufen wieder möglich wird.

Möchten Sie lieber laufen und weichen wegen der Schmerzen aufs Rad aus, ist das so, als ob Sie mit Ihrem Wagen auf der Autobahn rückwärts fahren, weil Ihnen die Frontscheibe kaputtging. Lassen Sie die Scheibe lieber reparieren und fahren Sie wieder vorwärts.

Für die begeisterten Radsportler: Fahrradfahren ist eine schöne Sache, aber eigentlich nicht in unsere Gene und damit nicht in unsere Muskulatur sowie die Gelenke programmiert. Zwar lastet unser Gewicht nicht auf den Gelenken, aber das Kniegelenk wird in unnatürlicher Weise beansprucht. Kombinieren Sie daher Radfahren immer mit anderen, am besten freien Bewegungen, um dies auszugleichen. Wenn Sie häufig Radfahren, stellen Sie den Sattel hin und wieder möglichst tief. Vor allem, wenn Sie nicht unbedingt Leistung bringen müssen. Dann haben Sie zwar nicht die maximale Kraftentfaltung, aber einen Knie reparierenden Effekt. Halten Sie Ihre Füße gerade und die Knie nach innen gezogen über den Zehenspitzen.

Während der Ausdauerläufer nach einer Weile mit seinen Gedanken davonzufliegen beginnt, ist der Radfahrer konzentriert, eins mit der Technik, und begeistert vom Rausch der Geschwindigkeit.

+ *VORTEILE:* Langanhaltendes Schwitzen im optimalen Pulsbereich möglich, freies Radfahren stimuliert das Gleichgewichtsorgan.

– *NACHTEILE:* Keine Ganzkörperbewegung, eventuell Verkehrsstreß, natürlich nicht auf dem Ergometer.

Für »Fische« und »Gelenkversehrte«: Schwimmen

Wenn keine andere Ausdauerbewegung mehr möglich ist, sehen viele im Schwimmen den Ausweg. Tatsächlich wird aufgrund der völlig anderen Bewegungsführung und der fehlenden Schwerkraft das Schwimmen als sehr angenehm empfunden. Wenn Gelenkknorpel bis auf die Knochen abgeschliffen sind oder Verletzungen andere Bewegungen ausschließen, ist der Wassersport tatsächlich eine gute Alternative, um sich überhaupt noch zu betätigen.
Beim Schwimmen werden fast alle Muskeln gebraucht. Doch ist die Intensität der Bewegung relativ gering, da die großen Muskelgruppen von Beinen und Gesäß nicht viel Arbeit gegen die Schwerkraft leisten müssen. Erst nach längeren muskulären Anpassungsvorgängen an die korrekte Schwimmtechnik gelingt es Ungeübten besser, die angestrebte Herzfrequenz zu erreichen und konstant zu halten. Vielen Leuten fällt das Schwimmen nicht leicht, da sie nicht über die richtige Technik verfügen oder kein beheiztes Schwimmbad in der Nähe ist. Viele mögen es nicht, weil sie naß werden. Wenn möglich, sollte Schwimmen mit anderen Ausdauerbewegungen, die gegen die Schwerkraft arbeiten, ergänzt werden. Nur dann wird der Körper mit den Trainingsreizen versorgt, an die er genetisch angepaßt ist.
Überzeugte Schwimmer genießen die spürbare, wohltuende Andersartigkeit der Bewegung. Profis haben natürlich nicht das Problem, sich beim Schwimmen lange genug im optimalen Pulsbereich aufhalten zu können.
+ *VORTEILE:* Schwimmen ist auch mit sehr geschädigten Gelenken meist noch möglich.

– *NACHTEILE:* Umständlich, vor allem wenn kein Schwimmbad in der Nähe zur Verfügung steht.

Mehrere Fliegen mit einer Klappe: FrequenChi

Diese neue Fun-Sportart mit sehr gutem Ausdauereffekt erfreut sich immer größerer Beliebtheit. Trainiert werden in Gruppen Abfolgen, die kämpferische Bewegungen aus der Selbstverteidigung mit gesunden ReiYoga-Muskelbeanspruchungen verknüpfen. Richtig dosierte Ausdaueranstrengung heizt die Fettverbrennung bei rhythmisch mitreißender Musik an. Die Arm- und Beintechniken der Selbstverteidigung vermitteln dem Körper einen ersten Eindruck seiner vielen Möglichkeiten, sich zu wehren. Die ReiYoga-Bewegungsprinzipien sorgen für die Optimierung der Muskel- und Gelenkfunktionen.

Das Intensivprogramm:
Weg mit den überflüssigen Pfunden

Wollen Sie innerhalb von acht Wochen so viel Fett wie möglich loswerden? Sich dafür auf ein echtes Powerprogramm einlassen und sich so viel im optimalen Stoffwechselbereich bewegen wie möglich? Dann ist für Sie das folgende Fettumwandlungs-Intensiv-Programm ideal. Wie immer im BioTUNING basiert auch das Intensivprogramm auf dem Ansetzen an allen beteiligten Funktionsebenen, um durch die Synergieeffekte ein bestmögliches Ergebnis zu erzielen.

Bewegen Sie sich schlank

Mindestens einmal am Tag, besser zweimal, sollten Sie für 45 Minuten einer Ausdauerbewegung nachgehen – und zwar mit der beschriebenen Leichtigkeit. Sie erzielen die besten Effekte, wenn Sie das morgens nüchtern, nur mit einem Glas Wasser im Magen tun. Und abends, nachdem möglichst viel Zeit seit der letzten Mahlzeit verstrichen ist. Bitte beachten Sie aber als Bewegungsneuling die Anpassungsphase. Hören Sie in sich hinein und muten Sie sich in der ersten Zeit nicht zu viel zu. Wer

Maximale Ausdauerbewegung ermöglicht maximale Fettverbrennung

schon fit genug ist, kann natürlich auch 60 Minuten Sport treiben. Je länger Sie eine Ausdauereinheit durchführen, um so besser ist die Fettverbrennung. Und denken Sie an Zwischenspurts, bei denen Sie, wie Sie inzwischen wissen, unter zehn Sekunden bleiben sollten. Bei extremen Langzeitbelastungen können Sie bis zu 600 Gramm Fett verbrennen! Das wurde gemessen.

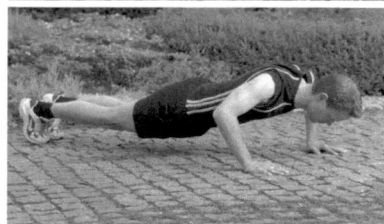

1 a) Liegestütze für Fortgeschrittene:
Achten Sie darauf, im Körper möglichst
gerade zu bleiben

Etwas Kraft für mehr Kraftwerke

Installieren Sie ein kleines Krafttrainings-Programm in Ihren Alltag. Empfehlenswert sind die guten altbekannten Übungen:
Zum Beispiel
LIEGESTÜTZE (1)
Achten Sie dabei auf einen möglichst geraden Körper.
Sie sind zu schwach? Kein Problem. Gehen Sie auf die Knie, und versuchen Sie es jetzt noch einmal. Sie verteilen Ihre Kraft gut, wenn Sie die Handflächen knapp neben den Schultern aufsetzen.

Nur Ihre persönliche Steigerung zählt – egal ob von null auf zwei, von drei auf fünfundzwanzig oder von zwanzig auf einhundertzehn Liegestütze.

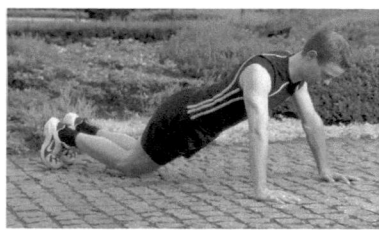

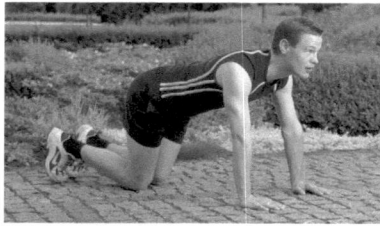

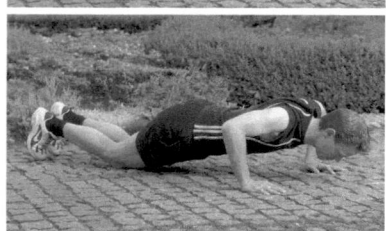

1 b) Liegestütze medium:
So stemmen Sie nur noch die Hälfte

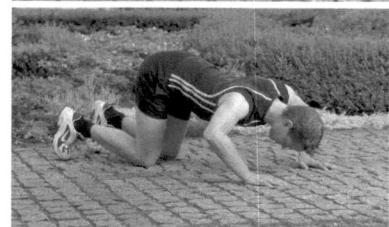

1 c) Liegestütze leicht:
Leichter geht es nicht. Steigern Sie die Belastung, indem Sie das Becken immer weiter nach vorne verlagern

Noch eine altbewährte Übung: *KLIMMZÜGE (2)*
Fortgeschrittene nehmen die Teppichstange, Anfänger
einen geeigneten Tisch.

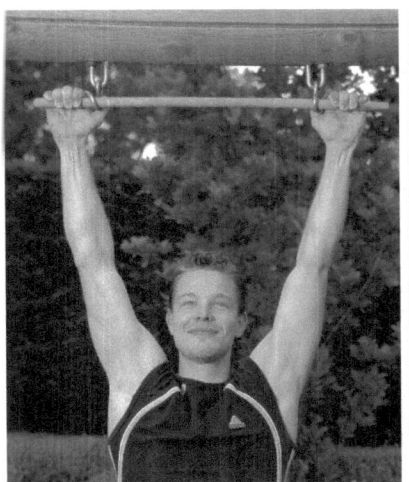 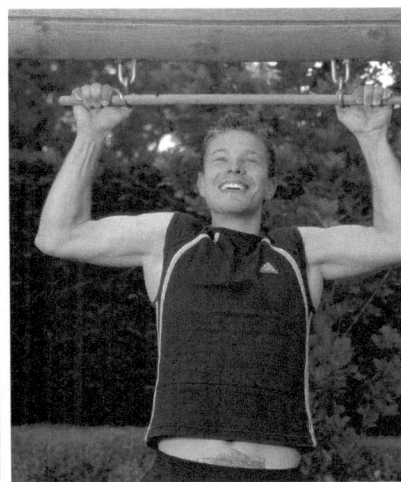

2) Klimmzüge: Irgendeine Stange läßt sich immer finden

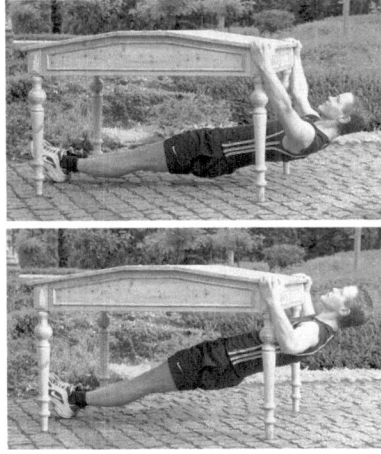 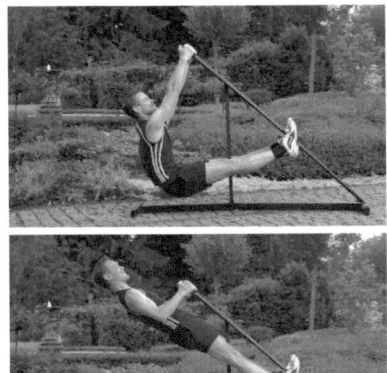

Hängen Sie durch oder bleiben Sie gerade: Ein Tisch steht in jeder Wohnung

Hängezüge: Ein spezielles Gerät, welches den Rücken gesund mittrainiert

Eine weitere Übung: *KNIEBEUGEN (3)*
Die Füße stehen parallel und schulterbreit, die Fersen bleiben auf dem Boden. Strecken Sie die Arme nach vorne aus

*Durch kräftigende Übungen steigern
Sie Ihren Fettverbrauch*

oder nehmen Sie die Hände neben
die Ohren. Gehen Sie ganz langsam nach unten und etwas schnel-
ler wieder hoch. Sie werden sich wundern, welche ver-
meintlichen Grenzen möglicher Wiederholungen Sie nach
acht Wochen überschritten haben.

Vielleicht haben Sie Lust, diese Übungen noch vier Wochen
nach dem Intensivprogramm beizubehalten oder sie dreimal wöchentlich zur Dauereinrichtung zu machen.

Zweck dieser Übungen ist es, den Muskelanteil zu steigern.
Denn dadurch erhöht sich die Anzahl der Energiekraft-
werke und Ihr Grundumsatz nimmt zu.

Wenn Sie Ihr kleines Krafttraining vor der Ausdauerbewegung im optimalen Stoffwechselbereich absolvieren, werden die Kohlenhydrate aufgebraucht. Dann muß der Körper noch eher an sein Fett.

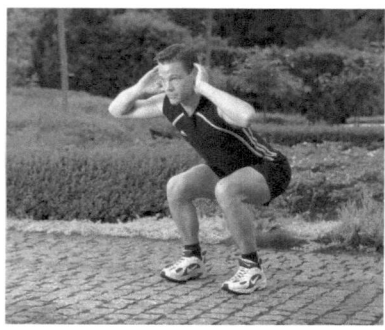

Gehen Sie so tief hinunter wie Sie können, ohne daß die Fersen abheben

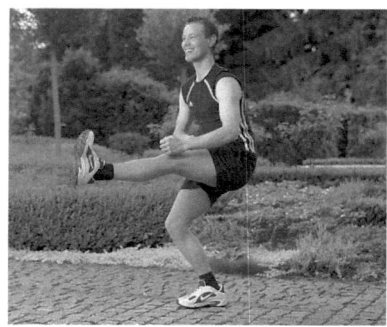

Fallen Ihnen zweibeinige Kniebeugen
leicht: So steigern Sie die Belastung

Essen Sie sich schlank

Bei allem Wunsch nach einer guten Figur: Bitte verlieren Sie nicht den Spaß am Essen. Doch konzentrieren Sie sich auf Obst, Gemüse und Eiweiß. Greifen Sie nicht zu Lebensmitteln, die Sie nicht mögen. Verfallen Sie nicht in Selbstkasteiung. Wem schon bei dem Gedanken an Gurken der Appetit vergeht, sollte die Finger davon lassen.

Früchte wie aus dem Paradies

Obst, möglichst frisch geerntet, enthält alles, was der Körper für seine Jugendlichkeit und für eine gute Figur braucht. Denn Obst räumt auf mit dem Fett. In der Abnehm-Phase sollten Sie zu wasserreichen Sorten mit vielen Enzymen greifen.

Dazu gehören Ananas, Papaya, Kiwi, Wassermelonen, Erdbeeren, Aprikosen, Mangos und Apfelsinen. Essen Sie davon so viel Sie möchten und wechseln Sie das Obst. Um eine größere Auswahl zu haben, kommen auch Äpfel und Birnen in Frage. Bananen, Trockenobst und Nüsse sollten Sie in diesen acht Wochen möglichst meiden. Erstere sind Spender konzentrierter Kohlenhydrate mit minimalem Wasseranteil, letztere enthalten viel Fett. Obst liefert dem Körper reine Energie in Form von Zucker und viel Fruchtwasser, insgesamt mehr als 90 Prozent. In die Kategorie der Vorurteile gehört die Empfehlung: Obst hat zuviel Zucker, also auch zu viele Kalorien, deswegen nähme man zu. Genau das stimmt eben nicht. Im Gegenteil: Früchte enthalten kaum Fett, das sich wieder an Ihre Hüften mogeln könnte, und versorgen Sie mit Powerenergie. Sie setzen einen Reinigungsprozeß in Gang. Es wird abgebaut und ausgeschieden, was viel zu lange im Körper liegengeblieben war und auf der Waage zu erhöhtem Zeigerstand führte.

Obst steckt voller guter Sachen: Enzyme, Pflanzenstoffe, Vitamine, Mineralien und Spurenelemente. Und entsprechend gut werden Sie sich fühlen. Was diese Stoffe alles können, lesen Sie im Ernährungsteil.

Salat und Gemüse – für Ihren Körper vom Feinsten

Frisches und rohes Gemüse ist zum Abspecken am besten. Während Obst reinigt, baut Gemüse auf. Probieren Sie selbst, ob Sie auf den Geschmack von Möhren, Gurke, Tomaten oder anderen Gemüsesorten kommen. Gemüse gibt es in jeder Farbe und Geschmacksrichtung.

Während Ihres Intensiv-Programms nur Früchte, Gemüse und Eiweiß

Einige schmecken frisch, andere garen Sie ganz kurz in der heißen Pfanne an. So schonen Sie die wertvollen Vitamine und andere kostbare, Ihren Stoffwechsel anheizende Pflanzenstoffe.

→ **TIP:** Mit Avocadocreme, Zitronenwasser und Kräuterwürzmitteln zaubern Sie lecker schmeckende Salatsoßen und Dips.

Ausflug in die Evolution: Jo-Jo-Effekt

Was wir gar nicht brauchen, ist der bekannte Jo-Jo-Effekt. Das heißt, nach einer Diät steigt das Gewicht höher als vorher. Woran liegt das? Der Mensch will überleben, und darauf ist sein Organismus auch eingerichtet. Weil es aber vor Millionen von Jahren nicht immer sicher war, täglich genügend Nahrung zu bekommen, antwortete der Körper auf Nahrungsverknappung mit Lagerhaltung und drosselte seinen Verbrauch. Er lernte, Vorhandenes optimal auszuwerten und sparsam mit seiner Energie umzugehen. Immer wenn Sie Ihrem Körper heutzutage die Nahrung kürzen, erinnert er sich an früher. Er steigert die Auswertung und nimmt sich vor, fürs nächste Mal einen größeren Vorrat anzulegen – schließlich will er für die kommende Dürreperiode gewappnet sein. Auch hier gilt das Prinzip der Überkompensation, was ganz einfach ausgedrückt bedeutet: der Körper reagiert über.

In der Menschheitsgeschichte wichtig zum Überleben: Der Jo-Jo-Effekt

Die Crux mit der Diät

Jede Diät, erst recht jedes Fasten, löst immer wieder diesen alten Mechanismus aus. Jede Kur endet damit, daß der Körper seinen Verbrennungsprozeß auf Sparflamme reduziert. Das ist um so ärgerlicher, als Sie sich doch nach langer Zeit der Entsagung endlich auf eine ordentliche Mahlzeit oder Ihr heißgeliebtes Eis freuen.

Geben Sie diesen Gelüsten nach, greift der Organismus gierig zu. Und Sie nehmen zu, Pfund um Pfund. Da der Körper das Essen besser auswertet, wiegen Sie bald mehr als vor der Diät, obwohl Sie das gleiche essen wie früher. So schaukeln sich viele Menschen von Kur zu Kur auf ein immer höheres Übergewicht. Frust stellt sich ein, die Resignation folgt.

Den Jo-Jo-Effekt vermeiden: reines Eiweiß

Auf die mageren Zeiten reagiert der Körper vor allem wegen des fehlenden Eiweißes, das er unbedingt braucht. Aminosäuren sind seine Bausteine. Aus ihnen werden so ziemlich alle Stoffe hergestellt, aus denen der Körper besteht, sowie alle die, die ihm als Werkzeuge dienen: Hormone, Enzyme und Glücklichmacher.

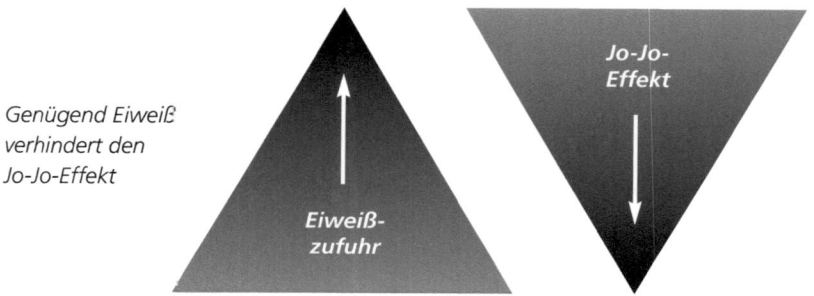

*Genügend Eiweiß
verhindert den
Jo-Jo-Effekt*

Je mehr Eiweiß Sie bis zur Höhe des Tagesbedarfs zuführen, desto mehr
reduzieren Sie den Jo-Jo-Effekt

Während der Intensivkur brauchen Sie möglichst hochwertiges Eiweiß. Aber bitte ohne Nebenwirkungen! Verzichtbar sind konzentrierte Kohlenhydrate, wie Brot, Kartoffeln und Reis und vor allem Fett. Noch weniger benötigen Sie BSE, Hormone, Antibiotika, Quecksilber und was heutzutage noch so alles in Rind- und Schweinefleisch, Fisch und Geflügel zu finden ist. Die Lösung besteht in hochwertigem, pflanzlichem Eiweiß, angereichert mit allen Mikronährstoffen, die dafür sorgen, daß die Aminosäurebausteine bestmöglich eingebaut werden. Am besten aus Lupine. Beim oft für vegetarische Eiweißpulver verwendeten Soja gibt es das Problem, daß inzwischen über 80 Prozent des auf dem Weltmarkt erhältlichen Rohstoffs aus genmanipuliertem Anbau kommt. Ergänzen Sie Ihr Obst und Gemüse mit hochwertigem pflanzlichen Eiweiß. Dann ist Schluß mit dem Jo-Jo-Effekt. Weil der Körper beste Baustoffe bekommt, befürchtet er keine Notzeit.

Denken Sie Ihr Fett weg – fühlen Sie sich schlank

Körper und Geist sind ein untrennbares Paar. Deshalb reagiert der Organismus auf Ihre Gedanken. Füttern Sie ihn mental entsprechend. Stellen Sie sich so genau wie möglich Ihre Traumfigur vor. Vielleicht haben Sie noch Fotos von sich aus vergangenen Tagen, als Sie sich noch gerne in Bikini oder Badehose zeigten. Haben Sie eine Vorstellung Ihrer Idealfigur? Wenn nicht, überlegen Sie sich, wie Sie gerne aussehen möchten. Suchen Sie sich ein Bild von Ihrer Idealvorstellung, schneiden Sie es aus und kleben es an eine Stelle, wo Sie am liebsten an Ihr schlankes Ziel erinnert werden möchten – an den Kühlschrank, in die Nähe der Keksdose oder auf den Schrank, in dem Ihre Sportschuhe stehen. Lassen Sie sich davon motivieren, ohne sich zu stark unter Druck zu setzen. Denn sonst wird Ihr Idealbild zum Feindbild.

> **BioTUNING Spezial:**
> *Zauberstoffe, die Ihr Fett verbrennen*
>
> Damit Sie alle Vitamine, Mineralstoffe und Spurenelemente zur Verfügung haben, die der Stoffwechsel braucht, besorgen Sie sich ein gutes Vitaminpräparat. Das bringt Ihren Fettstoffwechsel auf Touren und garantiert Ihre Grundversorgung. Enthält es L-Carnitin, wird das Fett noch besser in die Kraftwerke geschleust. Achten Sie dabei vor allem auf viele qualitativ hochwertige Inhaltsstoffe. Diese tragen viel mehr zu einer erhöhten Fettstoffwechselleistung bei als ominöse synthetische Einzelstoffe, bei denen sich nicht abschätzen läßt, wie sich eine erhöhte Zufuhr auf Ihre Gesundheit auswirkt.

Sie können sich auch Ihren gewünschten Fettanteil bestellen. Je nach Ausgangsbasis können Sie sich als Mann 10 bis

20 Prozent und als Frau 15 bis 25 Prozent vornehmen. Definieren Sie Ihr Äußeres: Hals, Schultern, Brust, Arme, Bauch, Po, Oberschenkel und Waden.

Verstärken Sie Ihre Vorstellungskraft

Arbeiten Sie nicht nur mit Bildern, sondern vertiefen Sie sich mit möglichst vielen Sinnen in Ihre neue Figur. Spielen Sie Situationen durch, zum Beispiel, wie Sie bewundert oder umschwärmt werden, wie Ihre Leistungen im Beruf und Sport zunehmen.
Stellen Sie sich mit dem neuen Äußeren gedanklich vor den Spiegel. Und denken Sie daran, Fett ist nicht nur sichtbar, sondern richtet in unserem Inneren eine Menge Schaden an. Stellen Sie sich vor, wie das Fett aus der Unterhaut, aus den Gefäßen und dem Gehirn abgesaugt wird, ins Blut gelangt, dann in die Kraftwerke der Muskeln transportiert und dort verbrannt wird. Geben Sie den Auftrag, mehr dieser Kraftwerke zu bauen, lassen Sie die Fettsäuren noch schneller zum Muskel wandern. Stellen Sie sich vor, Ihre Kraftwerke seien auf die Verbrennung von Fett spezialisiert. Ihrer Phantasie sind keine Grenzen gesetzt.

Vertiefen Sie sich in Ihr Wunschbild

Das Gelingen des mentalen Teils steht und fällt mit Ihrer Entschlußkraft, mit dem konkreten Ziel, das Sie definiert haben. Groll gegen sich selbst hilft nicht weiter. Akzeptieren Sie, wie Sie heute sind. Lassen Sie los, entspannen Sie sich, setzen Sie sich niemals unter Druck. Entscheiden Sie aber jetzt neu. Entscheiden Sie, daß Ihr Körper ab sofort keine Vorräte mehr braucht. Sagen Sie ihm, er soll sie aufbrauchen.

Wenn Sie sich klar über Ihr Wunschbild sind, schreiben Sie sich einige Stichpunkte auf. Das verleiht Ihrer Vision noch mehr Kraft. Lesen Sie Ihre Notizen regelmäßig, aber unverkrampft. Am besten frühmorgens, wenn Sie noch nicht ganz wach und Herr Ihrer Sinne sind. In dieser Verfassung haben Ihre Ziele nämlich weitgehend ungefilterten Zugang zu Ihrem Unterbewußtsein. Machen Sie es

Erst wenn Sie Ihren momentanen Zustand akzeptieren und entspannt loslassen, kann Ihr Körper sich zum Wunschbild hinentwickeln

sich zur Gewohnheit, einmal täglich für einige Minuten von Ihrer neuen Figur zu träumen. Vielleicht kombinieren Sie die kleine Traumphase mit ein paar Dehnübungen.

Das Unterbewußtsein ist entsprechend programmiert. So werden gutes Aussehen und Selbstbewußtsein zur Selbstverständlichkeit.

Visualisieren Sie den Neun-Monate-Effekt

Vertiefen Sie sich öfter in diesen weiter vorne beschriebenen Effekt. Stellen Sie sich bildlich vor, wie Ihre Fettzellen schrumpfen, kleiner und kleiner werden und austrocknen. Nach neun Monaten sieht der Körper keinen Sinn mehr darin, diese Vorratsbehälter weiter aufrechtzuerhalten. Sie werden abgebaut und in Bindegewebe umgewandelt. Je öfter Sie Ihre Zellen gedanklich bei diesen Vorgängen unterstützen, desto umfassender und schneller werden sie ablaufen.

Endlich wieder beweglich –
ohne Schmerzen und Gelenkverschleiß

Sie würden sich gerne bewegen? Aber da sind diese Schmerzen, der Arzt hat einen Gelenkverschleiß diagnostiziert und gewarnt: »Lassen Sie den Sport.« Vielleicht kommen Ihnen Sätze wie dieser bekannt vor: »Ich bin schon froh, wenn ich einigermaßen schmerzfrei gehen und meinen Alltag durchstehen kann.« Nach längerem Leiden spielt mancher hin und wieder mit dem Gedanken an ein künstliches Gelenk, verwirft ihn aber aus Angst vor dem Eingriff doch wieder.

Resigniert finden sich einige Menschen damit ab, für den Rest Ihres Lebens beispielsweise auf das Joggen zu verzichten. Dabei gibt es eine weitaus bessere Lösung. Nur kennen sie die wenigsten. Bei den Chinesen aber beruht sie auf langer Tradition.

Schmerzen – die Geißel der modernen Zeit

Es gibt kaum jemanden, der nicht den einen oder anderen Schmerz nur zu gut kennt: Migräne oder Kopfschmerzen, chronische Nackenverspannung, Schulterschmerzen, Tennis- oder Golfellenbogen, Sehnenscheidenentzündung, Rückenschmerzen und Hexenschuß, Hüftgelenkschmerzen, Ischiasbeschwerden, Knieschmerzen, Joggerschienbein, Achillessehnenreizung.

Fast 80 Prozent der Kosten für Frührenten gehen auf Rückenleiden zurück, es gibt 65 verschiedene Arten von Kopfschmerzen und Migräne. Schon jedes dritte Schulkind und jeder zweite Heranwachsende klagt über Schmerzen. 70 bis 90 Prozent der Erwachsenen, vor al-

Schmerzen haben nicht nur einen Auslöser, sondern auch einen Sinn

lem die älteren, leben fast ständig mit Schmerzen. Und das
trotz medizinischen Fortschritts und Schmerzzentren.

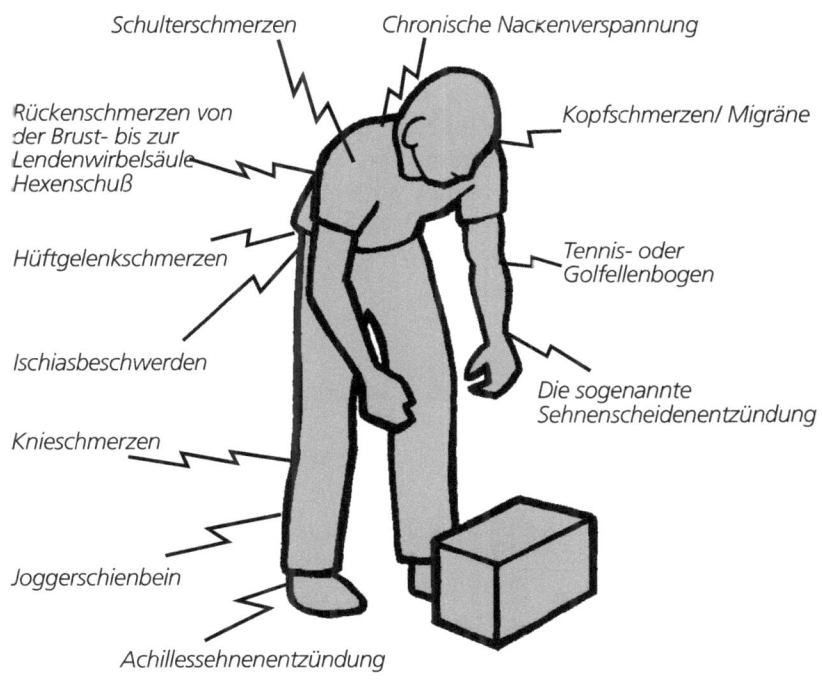

Schulterschmerzen

Chronische Nackenverspannung

Rückenschmerzen von
der Brust- bis zur
Lendenwirbelsäule
Hexenschuß

Kopfschmerzen/ Migräne

Hüftgelenkschmerzen

Tennis- oder
Golfellenbogen

Ischiasbeschwerden

Die sogenannte
Sehnenscheidenentzündung

Knieschmerzen

Joggerschienbein

Achillessehnenentzündung

Hören Sie auf Ihren Schmerz

Selbstverständlich gibt es eine Menge sinnvoller Operationen. Andererseits ist bedenklich, daß selbst fortschrittliche
Orthopädie-Professoren bis zu 80 Prozent der chirurgi-
schen Eingriffe für überflüssig halten, vor allem an der
Wirbelsäule.
Hören Sie auf den Schmerz. Er ist ein Zeichen des Körpers,
etwas zu unterlassen – oder?

Wenn ein Kind auf die heiße Herdplatte faßt und sich verbrennt, wird es in Zukunft den Ofen meiden. Der Mensch lernt im Laufe seines Lebens auf Dinge zu verzichten, die ihm weh tun. Doch geht es in diesem Buch nicht um Schnittverletzungen der Haut, Quetschungen, Prellungen oder Brüche, sondern um Schmerzen des Bewegungsapparates. Die Entzündungen oder Verschleißerscheinungen zugeschriebenen Schmerzen kommen wie aus heiterem Himmel, werden immer stärker, und keiner weiß, warum. Die meisten Betroffenen versuchen, sie zu unterdrücken. Doch besser wäre, auf den Schmerz zu hören. Lernen Sie seine Sprache kennen.

Ausflug in die Evolution: Schmerzen

Denken wir zurück: Ein Affe fällt vom Baum und zerrt sich das Handgelenk. Er hat Schmerzen und klettert für einige Zeit nur mit einer Hand. Denn die Zerrung blockiert das Gelenk zunächst vollständig. Läßt die Zerrung nach, gehen auch die Schmerzen zurück. Schließlich hat der Affe überhaupt keine Schmerzen mehr, kann sein Gelenk wieder wie gewohnt belasten und ohne Einschränkung klettern. Ärztliche Hilfe hat er nicht in Anspruch genommen. Er ist trotzdem gesund geworden. Der Affe hat nämlich auf seine Schmerzen gehört und schädliche Bewegungen vermieden. Dieses Prinzip funktioniert auch beim Menschen.

Schmerz im Gelenk schützt vor schädigender Bewegung

Was passiert bei einer Zerrung?

Wie die Diagnose schon sagt, zerrt etwas so stark und schnell am Muskel, daß ihm ein Riß droht. Dafür hat die Natur einen Schutz eingebaut. Quasi ein Schalter gibt dem Muskel den Befehl, sich zusammenzuziehen. Denn durch zu schnelles Auseinanderziehen kann er reißen. Ein Beispiel: Wird der Beugemuskel am Hand-

Eine Zerrung verschwindet normalerweise von selbst

gelenk durch einen Sturz zu heftig auseinandergezogen, verkrampft er als Schutzreaktion. Das Gelenk klappt in die Hasenpfötchenposition.

Durch diesen einseitigen Muskelzug würde das Gelenk bei einer Bewegung falsch belastet. Der Körper sorgt also für Schmerzen im Handgelenk, um es vor Schaden zu bewahren.

Was ist Gelenkverschleiß?

Würde das verletzte Handgelenk weiterhin bewegt, käme es durch die Fehlbelastung zum Verschleiß des Knorpels. Dieser

Nur falsche Belastungen verschleißen Ihren Knorpel

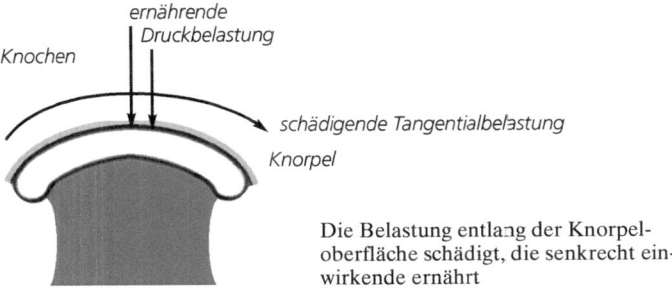

ernährende
Druckbelastung

Knochen

schädigende Tangentialbelastung

Knorpel

Die Belastung entlang der Knorpeloberfläche schädigt, die senkrecht einwirkende ernährt

überdeckt im Gelenk die sich berührenden Knochenenden und verhindert, daß sie aneinander reiben.

Der Knorpel ist vergleichbar mit einem Schwamm. Wird er korrekt belastet, so ernährt er sich durch das Zusammendrücken während der Bewegung und das anschließende Auseinandergehen aus der ihn umgebenden

Die Botschaft des Verletzungsschmerzes ist: bewege dich nicht

Gelenkflüssigkeit. Wird er entlang seiner Oberfläche belastet, so schleift er ab. Das heißt, es gibt Belastungen, bei denen er verschleißt. Wird der Knorpel immer mehr abgenutzt, dann ist irgendwann der Knochen erreicht.

In Jahrmillionen perfektioniert – der Sinn des Verletzungsschmerzes

Die beschriebenen Mechanismen funktionieren heute so gut wie vor Millionen Jahren. Die Regel, die Tiere wie Menschen gleichermaßen befolgen sollten, lautet: Hört auf den Schmerz, der durch einen Unfall hervorgerufen wurde; vermeide Bewegungen, die danach weh tun. Denn es sind genau die, die das Gelenk schädigen würden.

Schmerzen ohne Verletzung oder Unfall

Doch die zu Beginn dieses Kapitels genannten Schmerzen, wie Kopf- oder Rückenschmerzen, gehen heutzutage meist nicht auf eine Verletzung zurück. Die Schmerzen ohne konkreten Anlaß kommen und gehen,

Beachten Sie den Unterschied zwischen Schmerzen, die durch eine Verletzung hervorgerufen werden, und solchen ohne erkennbaren Grund

werden stärker und schwächer. Es gibt keinen erkennbaren Grund. Manchmal werden sie so stark, daß Menschen verzweifeln. Sie würden am liebsten nicht mehr leben – nur um dieser Folter zu entgehen. Wo verbirgt sich der Sinn solcher Schmerzen? Haben sie überhaupt einen Sinn? Warum trifft es Untätige ebenso wie Sportler? Wieder lohnt der Blick zurück.

Ausflug in die Evolution: Bewegungsverhalten

Unser Körper will bewegt sein. Man könnte sagen, daß die Anforderungen der Natur den Bewegungsapparat geformt haben. Jeder Knochen, jeder Muskel, jedes Gelenk hat seinen Sinn.

Wie schon erwähnt: Seit 35 Millionen Jahren klettert der Vorläufer des Menschen, seit fünf Millionen Jahren geht er aufrecht. Er besorgte sich Nahrung, kämpfte und pflanzte sich fort. Er bewegte sich absolut vielseitig.

Gemessen an dieser Zeitspanne muten die 10 000 Jahre fast lächerlich an, seitdem sich unser Leben grundlegend änderte. Der Mensch wurde seßhaft, baute Nahrung an und züchtete Vieh. All das ging mit einem veränderten Bewegungsverhalten einher. Später nahm die Spezialisierung ihren Lauf. Mit

Unser Bewegungsverhalten von heute ist mit dem ursprünglichen nicht mehr zu vergleichen

der industriellen Revolution vor gut 100 Jahren verkümmerten die körperlichen Anforderungen immer mehr. Die Computer und Bildschirme leiteten eine noch bewegungsärmere Zeit ein. Diese Entwicklung gipfelt in der Informationsgesellschaft von heute. Alles bewegt sich immer schneller über immer größere Distanzen. Wir aber müssen uns immer weniger bewegen.

Bei zu schnellen Veränderungen versagt die Anpassung

Die genetischen Anpassungsmöglichkeiten des Menschen, die ihn über viele Millionen Jahre den immer neuen Anforderungen folgen ließen, versagen, wenn Veränderungen zu schnell geschehen. Alles dauert seine Zeit in der Evolution. Unser Hüftgelenk beispielsweise hat noch heute den besten Arbeitswinkel in leicht gebeugter Kletterhaltung. Die Kraft des Bizeps ist am größten bei Klimmzügen, die des Trizeps, wenn man sich nach unten abstützt und hochdrückt. Es heißt, Anpassungsvorgänge benötigen etwa 100000 Jahre. Wie soll sich der Körper in wenigen Jahrhunderten, erst recht wenigen Jahrzehnten anpassen?

Was passiert, wenn sich Bewegungsmuster ändern?

Unsere Bewegungen heutzutage sind im Vergleich zu früher grundverschieden. So gibt es viele, die wir überhaupt nicht mehr gewohnt sind, weil wir sie im Alltag nicht brauchen. An-

Veränderte Bewegungsmuster verursachen schädigende Gelenkbelastungen

dererseits belasten wir uns oft einseitig, am Schreibtisch, bei körperlicher Arbeit oder im Fitneßstudio. Doch dafür sind wir nicht gebaut. Es fehlt an der Vielseitigkeit der Bewegungswinkel. Beides, fehlende oder einseitige Bewegung führen zum muskulären Ungleichgewicht.

Jeder Muskel hat einen Gegenspieler. Beide zusammen sind dafür verantwortlich, daß sich die Knochen im Gelenk gesund bewegen. Dieser Mechanismus funktioniert nicht, wenn die Muskeln aus dem Gleichgewicht geraten sind. Die Gelenkgeometrie, die eine korrekte Belastung des Knorpels vorsieht, ist gestört. Der Knorpel wird falsch belastet; er verschleißt. Damit es nicht soweit kommt, meldet sich wieder der Schmerz. Aber Achtung: Er meldet sich auch ohne Verletzung!

Schmerzen: Die Antwort auf verkürzte Muskeln

Bitte lesen Sie die folgenden Zeilen sehr aufmerksam. Sie erklären die Ursachen der heute so häufigen Schmerzzustände. Sie liefern die Begründung, warum diese Schmerzen eben keine sinnlose und überflüssige Qual sind. Als Ergebnis können wir klar die Vorgehensweise ableiten, die dauerhaft zur Schmerzbeseitigung und Gelenkgesundheit führt.

Die eingeschränkte oder einseitige körperliche Beanspruchung führt dazu, daß bestimmte Muskeln sich verkürzen und sich das für eine gesunde Gelenkfunktion erforderliche muskuläre Gleichgewicht verschiebt.

Der Körper kann nicht zwischen Verkürzungen durch Zerrungen und Verkürzungen durch muskuläres Ungleichgewicht unterscheiden

Das freilich kennt der Körper von früher nicht. Er wurde weder einseitig beansprucht, noch mangelte es ihm an Bewegung. Deshalb interpretiert er dieses Ungleichgewicht als Resultat einer Zerrung oder Verletzung. Er stoppt die schädigende Bewegung durch Schmerz.

Noch einmal zum Vergleich: Bei Zerrungen läßt der Schmerz langsam nach. Und zwar in dem Maße, wie der überforderte Muskel sich erholt, bis die Muskel-Gelenkeinheit wieder voll funktionsfähig ist. Wir hören auf den Zerrungsschmerz, bis er wieder weg ist.

Die Schmerzen aber, die durch eine antrainierte, degenerative Verkürzung entstehen, verschwinden nicht von selbst, wenn Sie die schmerzauslösende Bewegung vermeiden. Ganz im Gegenteil: Das führt noch zu extremerem Ungleichgewicht, was wiederum den Schmerz verstärkt. Der

Betroffene gerät in einen Negativkreislauf, der heute immer häufiger darin endet, daß die betroffenen Menschen unter jahrelangen Dauerschmerzen leiden und irgendwann austherapiert sind.

Bei degenerativen Schmerzen können Schmerzmittel, die lediglich den Hilferuf des Körpers unterdrücken, ebenso wenig wie Operationen etwas ändern. Sie beseitigen höchstens zwischenzeitlich die Auswirkungen, wie verletzte Knorpel oder Bandscheiben. Dies ist Symptombekämpfung.

Die einzige Lösung ist, an die Ursache zu gehen: Hören Sie auf den Schmerz. Doch die Botschaft dieses degenerativen Schmerzes ist eine andere. Sie lautet: Bewegen Sie sich, aber richtig!

Schränken Sie also Ihr Training nur so lange ein, bis Sie durch gezielte Übungen das muskuläre Gleichgewicht wieder hergestellt haben. Sie benötigen ein Bewegungssystem, das Ihren Bewegungsapparat, Ihr Gehirn und Ihre Muskeln konsequent

Die Botschaft der degenerativen Schmerzen ist: Bewegen Sie sich, aber richtig

neu programmiert. So, daß alle Gelenke verschleißfrei funktionieren können. Dann verschwinden die Schmerzen ganz von selbst, da ihre Aufgabe erfüllt ist.

Ein bekanntes Beispiel: der Hexenschuß

Wir sitzen heutzutage die meiste Zeit, im Auto, am Schreibtisch, vor dem Computer. Eines Tages »schießt uns die Hexe in den Rücken«. Wir krümmen uns, an ein Aufrichten ist nicht zu denken, bis nach einigen Tagen oder durch Injektionen das Schlimmste vorbei ist.

Was passiert da? Die Bauchmuskulatur vieler Menschen verkürzt im Laufe von Jahren immer mehr. Denken Sie an den Bauern, der über Stunden in gebeugter Haltung sein Feld bearbeitete. Richtet er sich irgendwann schneller auf als sonst, wird die Bauchmuskulatur so unvermittelt in die Länge gezogen, daß sie zerrt und verkrampft. So können ganz harmlose Bewegungen schmerzhaft enden, weil die Muskeln aus dem Gleichgewicht geraten sind.

Doch warum tut jetzt der Rücken weh? Weil die Rückenmuskulatur die Bauchmuskeln auseinanderzieht, um den Körper aufzurichten. Ist es also nicht völlig logisch, daß der Körper den Schmerz in den Rücken schickt, um die Bauchmuskeln zu schonen? Wer das begriffen hat und die Vorgehensweise kennt, kann sich innerhalb von kürzester Zeit dauerhaft vom Hexenschuß befreien.

Sport ist Mord! Sport tut gut! Was denn nun?

Wir alle kennen Menschen, die sich auch als Bewegungsmuffel wohlfühlen. Andere jedoch leiden. Es gibt Sportler in Topform, andere klagen ständig über ein Wehwehchen. Wie ist dieses Phänomen zu erklären?

Bewegung tut gut, wenn die Qualität stimmt, wenn nicht, kann sie schaden

Mit den eben beschriebenen Zusammenhängen: Jemand, der gar keinen Sport treibt, hat vielleicht einen Beruf, der ihn körperlich vielseitig fordert. Denken Sie an Handwerker beispielsweise. Sie brauchen vielleicht kein Training. Andererseits sind manche Sportarten mit so einseitigen Bewegungen verbunden, daß es zu Schmerzen kommen muß: Tennisspieler leiden am Tennisellenbogen, Läufer an Achillessehnenreizungen und Fußballer erleiden Muskelfaserrisse im Adduktorenbereich. Und dreimal dürfen Sie raten, warum die leistungsbegrenzenden Faktoren bei Wettkampfsportlern meist nicht fehlende Ausdauer und Kraft, sondern Schmerzen sind, die immer stärker werden.

Auf die Qualität der Bewegung kommt es an, auf die Vielseitigkeit der Anforderungen an die Muskulatur. Dann drohen weder Schmerzen noch Gelenkverschleiß. Bewegen Sie sich regelmäßig auf solche Weise, können andere einseitige Bewegungen leicht ausgeglichen werden.

Schmerzen durch Zugluft, Streß oder Wetterumschwung?

Ist die Muskulatur im Gleichgewicht, wirkt sich das wohltuend auf das Gelenk aus. Doch die totale Harmonie ist ein Idealzustand, der so gut wie nie erreicht wird. Das schadet zunächst auch nicht. Denn die Gelenke halten Fehlbelastungen bis zu einem bestimmten Grad leicht aus. Dafür sind sie gebaut. Erst von dem Punkt, ab dem Schädigung droht, schickt der Körper den Schmerz als warnendes Signal.

Heutzutage befinden sich die meisten Menschen, die noch keine Schmerzen haben, jedoch dicht unter dieser Grenze. Deshalb können beispielsweise schon winzige Auslöser wie Zugluft bei geschwitzter Haut Schmerzen auslösen. Viele Menschen schlafen deshalb lieber mit Sauerstoffmangel, statt das Fenster zu öffnen.

Sie haben zu Recht Angst vor einem Luftzug. Denn durch die Abkühlung der Haut kommt es zu einer kleinen Spannungserhöhung der Muskulatur und damit schnell zu den gefürchteten Schmerzen. Die Muskulatur wurde zwar nur wenig verkürzt,

Ursache für die beschriebenen Schmerzen sind immer muskuläre Dysbalancen, alles andere sind nur Auslöser

doch das genügt, um die Schmerzgrenze zu überschreiten. Das erklärt, warum Schmerzen oft ohne zunächst nachvollziehbaren Grund kommen und gehen, wie sie wollen.

Schuld ist aber nicht die Zugluft. Die Ursache liegt im Ungleichgewicht der Muskulatur. Nicht nur Zugluft kann Auslöser sein. Wetterfühlige Menschen reagieren mit Knieschmerzen auf einen Temperatur- oder Luftdruckwechsel, Streß löst einen Migräneanfall aus, eine Lebensmittelunverträglichkeit führt zu Rückenschmerzen. Sind die Muskeln geschmeidig und im Gleichgewicht, gibt es diese Probleme nicht.

So verhindern oder beseitigen Sie Schmerzen

Deshalb sollte sich jeder wieder so bewegen, wie von der Konstruktion vorgesehen. Zunächst allerdings gilt es, vorhandene Schmerzen oder Bewegungseinschränkungen gezielt zu beseitigen. Denn sonst verkürzt sich die Muskulatur immer mehr, die Schmerzen verstärken sich. Es kommt zu Knorpelverschleiß und der Zerstörung des Gelenks.

Wenn Sie sich völlig ruhig verhalten, verhungert Ihr Knorpel, denn die Gelenkflüssigkeit kann ihn nicht mehr versorgen. Die beteiligten Muskeln werden schwächer und kürzer. Abfallstoffe werden nicht abtransportiert. Schmerzmittel helfen ebenfalls nicht weiter. Im Gegenteil, wenn Sie sich beim unterdrückten Schmerz dennoch bewegen, wird alles nur noch schlimmer. Weil der Schmerz als warnendes Signal wegfällt, belasten Sie sich noch ungünstiger.

Es gibt nur eine Vorgehensweise, die an den Ursachen ansetzt und

BioTUNING Spezial:
essen Sie sich schmerzfrei

Der Spannungszustand Ihrer Muskeln läßt sich auch über den Stoffwechsel, also die Ernährung beeinflussen. Je nach Intensität des muskulären Ungleichgewichts verringert das die Schmerzen oder verschiebt den Zustand sogar ganz unter die schmerzauslösende Grenze. Mit der richtigen Ernährung unterstützen Sie die Wirkung der ausgleichenden Bewegungen.

zu langfristigem Erfolg führt: Stellen Sie das muskuläre Gleichgewicht wieder her. Dann können Sie sich schmerzfrei bewegen.

BioTUNING Spezial:
ReiYoga

Die Bewegungs-Methode des BioTUNING beruht auf den asiatischen Einsichten des ReiYoga. Oberstes Ziel des ReiYoga ist es, muskuläre Ungleichgewichte aufzuheben. Dabei werden die Erfahrungen von Jahrtausenden genutzt.

Heilen durch Bewegung nimmt in der asiatischen Medizin seinen festen Platz ein. Im ReiYoga werden so ausgeklügelte Bewegungen geübt, daß die muskuläre Balance in kürzester Zeit – teilweise in Minuten – wieder hergestellt werden kann.

Schmerzen verschwinden ganz oder zumindest merklich. Natürlich müssen diese neuen Bewegungsmuster dann längere Zeit trainiert werden, bis sie dauerhaft programmiert sind. Optimal ist es, wenn diese Bewegungen in Ihren Alltag einfließen. Geübt werden spezielle, genau festgelegte Bewegungsabläufe, sogenannte Formen. Bei dieser mobilen Dehnkräftigung werden gleichzeitig exakt die Dehnungs- und Kräftigungsreize gesetzt, die Ihre Muskulatur ausbalancieren. ReiYoga ist in zwanzigjähriger Arbeit an die westliche Lebensweise und die damit verbundenen Bedürfnisse angepaßt worden.

Die Methode ist effizient und läßt sich zusammenfassen mit den Worten: Heilen des westlichen Bewegungsapparates auf der Basis östlichen Wissens.

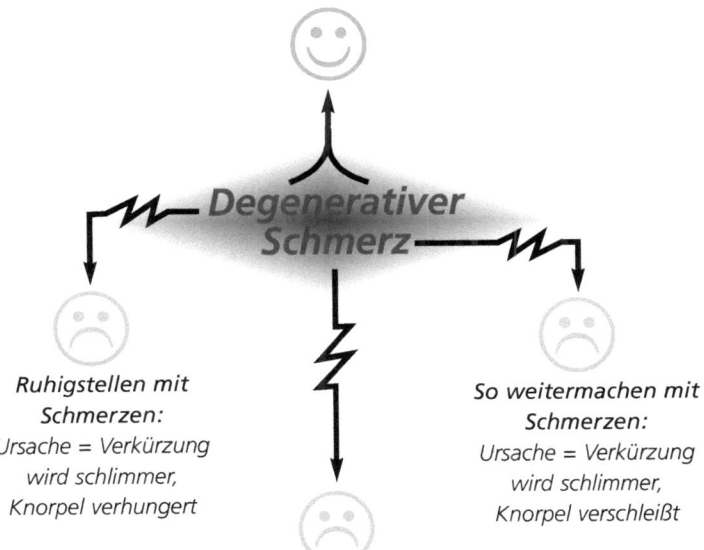

Muskuläres Gleichgewicht herstellen:
Ursache für Schmerzen und Gelenkverschleiß
wird beseitigt,
Knorpelabbau wird gestoppt
bzw. rückgängig gemacht

Degenerativer
Schmerz

Ruhigstellen mit
Schmerzen:
Ursache = Verkürzung
wird schlimmer,
Knorpel verhungert

So weitermachen mit
Schmerzen:
Ursache = Verkürzung
wird schlimmer,
Knorpel verschleißt

So weitermachen mit **Schmerzmittel** ohne Schmerzen
Ursache = Verkürzung wird schlimmer
Schmerzbremse wird künstlich ausgeschaltet,
Knorpel verschleißt

So vermeiden Sie Gelenkverschleiß

Die Vorgehensweise ist identisch mit der Schmerzbeseitigung. Das Zauberwort lautet wieder: Herstellung des muskulären Gleichgewichts und damit der gesunden Belastung des Knorpels. Dann droht niemals ein Gelenkverschleiß. Gelenke können 120 Jahre halten. Sie erneuern sich ständig. Das gilt auch für den Knorpel, vorausgesetzt, wir geben ihm die Chance und das Knorpelbett ist nicht bis in den Knochen hinein zerstört. Der Knorpel darf nicht ständig so abgebaut werden, daß er keine Zeit mehr zum Aufbau hat. Er braucht gute Bewegung und die richtige Versorgung – womit wir wieder beim Thema Stoffwechsel und Ernährung sind. Nur wenn wir das Richtige essen und genügend Wasser in uns haben, ist für den Knorpel gut gesorgt.

So stellen Sie das muskuläre Gleichgewicht wieder her

Bewegen Sie sich nach allen Künsten, zu denen die Gelenke in der Lage sind. Ihre Muskulatur paßt sich gerne an gesunde Bewegungen an. So erobern Sie Ihre Möglichkeiten zurück. Langsam, aber sicher sind wieder Positionen möglich, die vielleicht jahrelang außerhalb der Reichweite schienen.

Im muskulären Gleichgewicht halten Ihre Gelenke ein Leben lang und degenerative Schmerzen sind Ihnen fremd – ReiYoga verhilft Ihnen dazu

30 Druckpunkte gegen Schmerzen

Neben den sogenannten Formen verfügt ReiYoga über ein System von 30 Druckpunkten, mit deren Hilfe innerhalb weniger Minuten Schmerzen beseitigt werden können. Durch diese Druckpunktmassage werden nämlich genau die Muskeln entspannt, die Ursache des muskulären Ungleichgewichts sind. So läßt sich diese Methode als Diagnoseinstrument einsetzen. Beeinflußt sie bestimmte Schmerzen, so ist der Zusammenhang mit dem betroffenen Muskel nachgewiesen. Je nach Zustand des Muskels kann diese Beeinflussung bis zu einigen Wochen oder Monaten anhalten.

Die endgültige Lösung ist das aber nicht, da der Trainingszustand des Muskels nicht verändert wird. Der nächste Schritt besteht darin, das Gelenk durch spezielle Bewegungsübungen für die Schmerzen verursachenden Muskeln aus seinem Ungleichgewicht zu befreien. Die Druckpunktmassage ist einzigartig und mit Akupressur oder verwandten Techniken nicht zu vergleichen. Sie wird von speziell geschulten Therapeuten angeboten, darunter Ärzte, Heilpraktiker oder Krankengymnasten.

Die ReiYoga-Druckpunktmassage ortet und beseitigt Schmerzen ursächlich

ReiYoga, das »Schmerzyoga«

ReiYoga wurde entwickelt, um die vielfältigen, eingangs beschriebenen Schmerzbilder möglichst einfach und wirkungsvoll zu beheben. Voraussetzung und Grundlage war die Entdeckung, daß Warnschmerzen in Gelenken und Wirbelsäule entstehen können, ohne daß eine auf Röntgen- oder anderen Bildern sichtbare Schädigung, Arthrose, Ablagerung, Entzündung oder Nervenreizung vorliegt. Oder, im Umkehrschluß, daß solche Veränderungen nicht zwangsläufig Ursache der Schmerzen sind.
Dadurch konnte ReiYoga als ein Therapiesystem eingesetzt werden, das ohne Medikamente und Operationen selbst bei austherapierten chronischen Schmerzen Linderung oder gar völlige Beschwerdefreiheit verschafft. Aufgrund seiner Wirksamkeit nimmt es unter den vielfältigen fernöstlichen Bewegungssystemen eine Sonderstellung ein. Im »Schmerzyoga« ReiYoga wurden Erkenntnisse der östlichen Erfahrungsheilkunde sowie westlicher Muskelphysiologie und Biomechanik zu einer völlig neuen Schmerztherapie verbunden.

Diese Bewegungen tun gut

Sie lernen nun eine Auswahl von Bewegungen aus dem ReiYoga kennen, die Schmerzen beseitigen oder vorbeugen. Die Gelenke »laufen« wieder wie vorgesehen. Der Verschleiß des Knorpels bleibt aus. Ist er noch nicht zu sehr zerstört und Sie versorgen ihn mit dem richtigen »Baumaterial«, legt er sogar zu.

ReiYoga: Heilen durch Bewegung

ReiYoga programmiert Ihre Muskeln so um, daß das natürliche Bewegungsverhalten neu erarbeitet wird. Die dafür notwendigen Bewegungsmuster sind in den Formen zusammengefaßt: Fließende Abläufe, die Reize setzen, an denen Ihr Gehirn und Körper sich neu orientieren. Unabhängig vom Ausgangszustand Ihres Muskelsystems erarbeiten Sie sy-

ReiYoga programmiert Ihre Muskeln und damit den gesamten Körper auf gesund

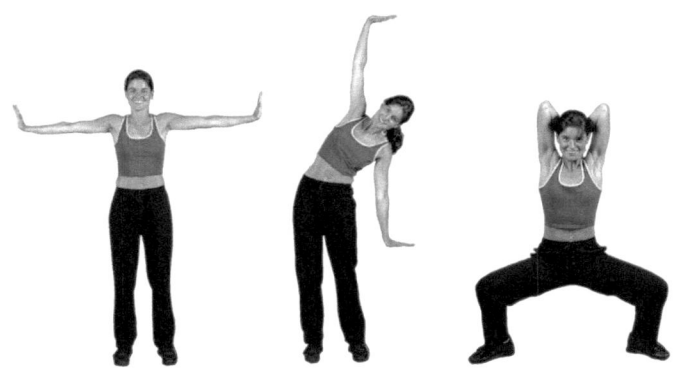

Zusammenhängende Bewegungsabläufe setzen Dehn- und Kräftigungsanreize

stematisch Ihr individuelles Muskelgleichgewicht. Die Bewegungsformen befreien Sie nicht nur von Schmerzen und kranken Gelenken. Sie haben Auswirkungen auf alle Abläufe des Körpers. Durch die Aktivierung der in der chinesischen Medizin beschriebenen Energiezirkulation verbessert sich Ihr gesamter Gesundheitszustand. Dies betrifft all Ihre inneren Organe, Ihr Nervensystem einschließlich Gehirn.

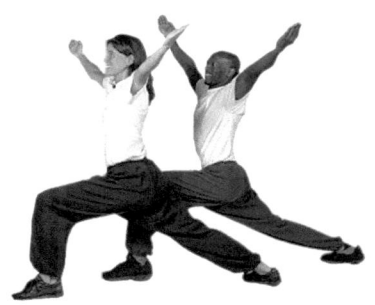

Die folgenden zwölf Übungen sind der ReiYoga-Basisform entnommen, eine Kurzform, die die wichtigsten Grundreize setzt.

Leichter Schmerz als gutes Zeichen

Kommen Sie der Aufforderung des Schmerzes nach, werden Sie aktiv. Bei allen Übungen dehnen Sie bitte leicht und mit Gefühl in den Schmerz hinein. Teilweise lösen Sie auf diese Weise genau die Schmerzen

Dehnen Sie mit Gefühl in den leichten Schmerz hinein

aus, die Sie eigentlich loswerden möchten. Das ist ein Zeichen dafür, daß Sie richtig üben. Bei Ungleichgewichten der Muskulatur, die über Jahre oder gar Jahrzehnte aufgebaut wurden, können sich Anfangssymptome zunächst sogar verschlimmern. Doch diese verschwinden meist schon am nächsten Tag von selbst. Die Muskeln haben sich dann quasi in einem ersten Aufbäumen gegen die neuen Bewegungen gewehrt. Möglicherweise tauchen auch Schmerzen auf, die Sie früher einmal hatten, die inzwischen aber längst vergessen waren. Durch die Umstrukturierung kommt Verborgenes wieder zum Vorschein. Damit kein Mißverständnis entsteht: Diese Schmerzen waren schon da. Nur wurden sie von anderen so überlagert, daß sie nicht wahrgenommen werden konnten. Jetzt sind sie sichtbar oder besser fühlbar und können beseitigt werden.

Hilfe durch Therapeuten und Übungsgruppen

Im deutschsprachigen Raum besteht auch die Möglichkeit, die Übungen und später darauf aufbauend die Bewegungsformen unter der Leitung eines geschulten Lehrers in Kleingruppen oder im Einzelunterricht zu erlernen. Die Positionen werden korrigiert, bis sie fest verankert sind. Kontaktadressen zur Lehrervermittlung finden Sie ebenfalls am Ende dieses Buches.

Muskelbalance 1

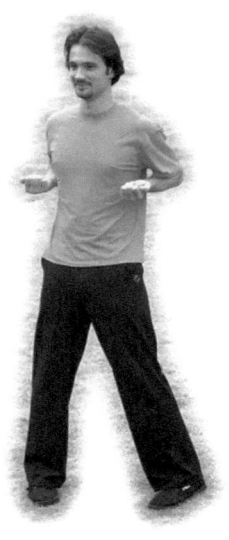

AUSFÜHRUNG: Stellen Sie die Füße leicht überschulterbreit und im Winkel von 60 Grad nebeneinander. Die Knie sind leicht gebeugt, die Wirbelsäule ist gerade (wie am Boden in Übung 5). Stellen Sie sich vor, zwischen Ihren Knien klemmt ein Ball. Indem Sie die Knie zusammendrücken, verhindern Sie, daß der imaginäre Ball herunterfällt. Nun ziehen Sie die Ellbogen nach oben hinten, so daß die Unterarme horizontal sind. Die Schultern bleiben in ihrer Position. Ziehen Sie nun die Ellbogen so weit wie möglich nach hinten und verharren mindestens 30, besser 60 Sekunden in dieser Stellung. Dabei atmen Sie tief ein, halten kurz die Luft an. Atmen Sie wieder aus, und halten

Sie wieder für einige Sekunden die Luft an. Machen Sie in Ihrer Übungszeit wenigstens drei solcher Atemzüge.

ANWENDUNG: Schulterschmerzen, Schmerzen im oberen Rücken, in der Hüfte oder im Fußgelenk. Die Übung stärkt die Innenbänder der Knie. Bei einem eventuell auftretenden Ziehen an der Knieinnenseite reduzieren Sie die Kniespannung. Schon nach wenigen Tagen hat das Knie sich angepaßt.

Muskelbalance 2

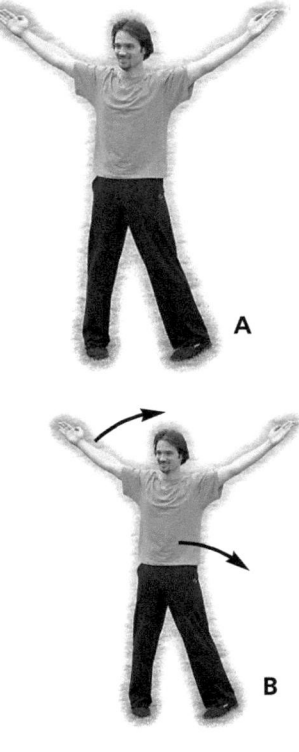

A

B

AUSFÜHRUNG: Die Ausgangsposition ist die der Übung 1. Ziehen Sie dann die Arme gestreckt im 30-Grad-Winkel weitest möglich nach hinten und gleichzeitig nach oben. Die Unter- und Oberarme sind nach außen gedreht, die Handflächen zeigen also nach oben hinten. Verharren Sie länger als 30 Sekunden und atmen Sie wie in Übung 1 beschrieben. Kippen Sie den Rumpf im Hüftgelenk nach links und ziehen Sie den rechten Arm ebenfalls nach links hinten über den Kopf.

ANWENDUNG: Schulter- und Ellenbogenschmerzen, Schmerzen im oberen und mittleren Rücken, sogenannte Ischiasschmerzen vom Gesäß bis hinunter ins Bein.

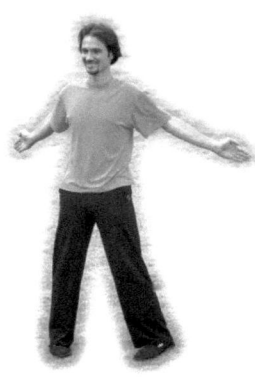

Muskelbalance 3

AUSFÜHRUNG: Dieselbe Grundposition wie in Übung 2. Ziehen Sie die gestreckten Arme wieder nach hinten, aber dieses Mal im Winkel von 45 Grad nach unten. Ober- und Unterarme sind wieder nach außen gedreht. So weit wie möglich nach hinten ziehen, länger als 30 Sekunden verharren und atmen.

ANWENDUNG: Schulter- und Ellenbogenschmerzen, Schmerzen im mittleren Rücken.

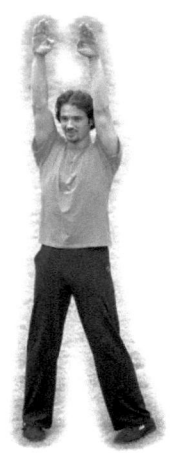

Muskelbalance 4

AUSFÜHRUNG: Position wie in Übung 2 und 3. Ziehen Sie nun die gestreckten Arme von vorne neben den Kopf nach oben und hinten. Die Handflächen zeigen nach vorne, die Arme sind gestreckt. Sie ziehen die Hände immer weiter nach hinten und die Arme nach oben aus den Schultern heraus. Länger als 30 Sekunden verharren und atmen.

ANWENDUNG: Schulterschmerzen, Schmerzen in der mittleren Rückenregion.

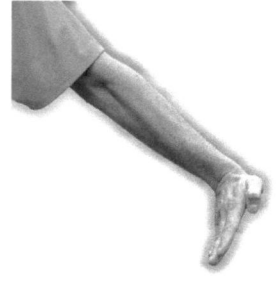

Ergänzungsübungen zu 2, 3 und 4

Nachdem Sie bei den Übungen 2, 3 und 4 die Ellenbogen und Handgelenke so weit wie möglich nach hinten gezogen haben, klappen Sie die Handrücken nun Richtung Unterarm und ziehen die Fingerspitzen möglichst weit in die Überstreckung. Auch hier länger als 30 Sekunden verharren und atmen.

ANWENDUNG: Ellenbogen- und Handgelenkschmerzen, Sehnenscheidenentzündung.

Muskelbalance 5

AUSFÜHRUNG: Legen Sie sich auf den Rücken und stützen Sie sich auf die Oberarme. Der Untergrund sollte eben und hart sein. Spüren Sie Ihre Lendenwirbelsäule in Höhe des Bauchnabels und versuchen Sie, sie gegen den Boden zu drücken. Streben Sie nun dasselbe mit der Halswirbelsäule in Höhe des Kehlkopfs an. Wenn Sie beide Anspannungen ansteuern können, versuchen Sie, Lenden- und Brustwirbelsäule gleichzeitig gegen den Boden zu drücken. Mit den Armen stabilisieren Sie Ihre Position. Sollten sich bei der Übung die Knie vom Boden abheben, bemühen Sie sich nach einigen Wochen, die Knie bewußt am Boden zu lassen. Die Fußspitzen sollten nach oben zeigen. Verharren und atmen.

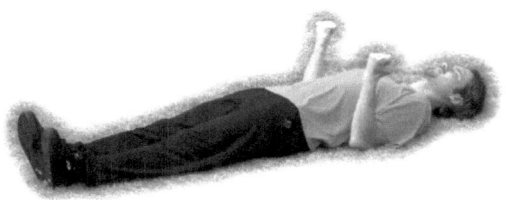

ANWENDUNG: Diese Übung ergänzt die Übung 1 zur Wirbelsäulengymnastik. Sie mindert Hohlkreuz, Rundrücken und die gesundheitsbedrohende Deformierung der Halswirbelsäule, die zu Kopfschmerzen, Migräne, Nackenverspannungen, Rückenschmerzen entlang der gesamten Wirbelsäule und Hüftgelenkschmerzen führt. Durch die Wiederherstellung günstiger Wirbelpositionen können sich sogar verschobene Bandscheiben wieder korrigieren.

Muskelbalance 6

Stellen Sie die Füße überschulterbreit nebeneinander, sie zeigen mit einem Winkel von 45 Grad nach außen. Die Arme sind nach vorne gestreckt. Gehen Sie langsam in die

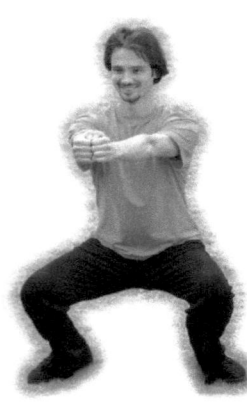

Knie und halten die tiefstmögliche Position so lange wie Sie können. Dann richten Sie sich wieder auf. Auch wenn die Oberschenkelmuskulatur zunächst noch nicht stark genug ist, nach ein paar Wochen ist sie so gekräftigt, daß Sie länger als 30 Sekunden in der Kniebeuge bei immer tieferem Winkel verharren können. Kommen Sie bis zum Gesäß, dann halten Sie die Oberschenkel bitte horizontal. Atmen Sie wie beschrieben.

ANWENDUNG: Rückenschmerzen in der unteren Region, Hüftgelenk- und Knieschmerzen.

Muskelbalance 7

Stellen Sie die Füße überschulterbreit auf, diesmal parallel. Die Beine sind gestreckt. Beide Arme sind zunächst nach vorne ausgestreckt. Nun drehen Sie sich nach rechts. Erst die Hüfte, dann den Oberkörper. Ziehen Sie beide Arme nach rechts so weit es geht. Der rechte Arm wandert immer weiter nach hinten, die rechte Hand öffnen, der Handrücken beugt zum Unterarm, die Fingerspitzen ziehen nach rechts. Nehmen Sie den Kopf mit und drehen ihn ebenfalls so weit wie möglich nach rechts. Halten Sie diese Stellung so lange es geht, nach Möglichkeit länger als 30 Sekunden, atmen. Dieselbe Übung nach rechts wiederholen.

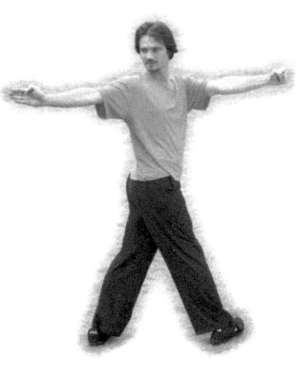

ANWENDUNG: Es gibt kaum einen Schmerz, der sich mit dieser Übung nicht lindern ließe. Besonders aber Hüftgelenkschmerzen, Rückenschmerzen entlang der gesamten Wirbelsäule, Schulterschmerzen, Nackenverspannungen, Kopfschmerzen und Migräne.

Muskelbalance 8

Gehen Sie in Schrittstellung, mit dem rechten Bein nach vorne. Jetzt beide Handinnenflächen nach unten gegen einen imaginären Gegenstand drücken. Die Arme sind gestreckt. Das linke Bein bleibt ebenfalls gestreckt. Drücken Sie die Ferse dieses Beines in den Boden. Beugen Sie jetzt das rechte Knie so weit, bis die linke Ferse fast abhebt. Dann strecken Sie das rechte Bein und beugen das linke Knie, bis die linke Ferse abheben will. Verharren und atmen. Diese Übungen wiederholen Sie auf der anderen Seite.

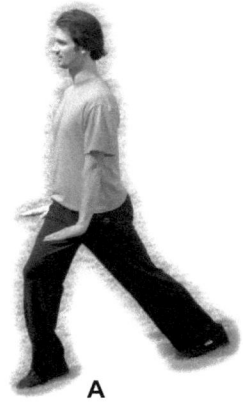

A

ANWENDUNG: Fußgelenkschmerzen, Joggerschienbein, Achillessehnenreizung.

B

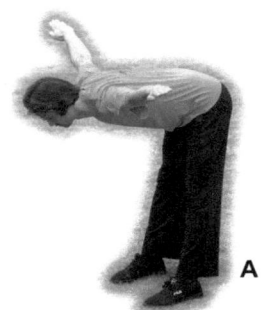

A

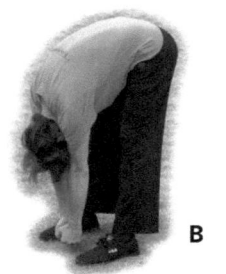

B

Muskelbalance 9

Die Beine sind gestreckt, die Füße stehen schulterbreit nebeneinander. Nehmen Sie die Arme zur Seite. Nun beugen Sie den Rumpf mit der Hüfte langsam nach vorne, während die Arme mitgehen. Wenn der Rumpf tiefstmöglich gebeugt ist, ziehen Sie die Arme so weit wie möglich nach oben. Wenn es nicht mehr weitergeht, lassen Sie die Arme locker nach unten fallen und überlassen sich der Schwerkraft, bis der Rücken rund ist und Ihr Kopf nach unten hängt. Verharren und atmen.

ANWENDUNG: Knie- und Hüftschmerzen, Rückenschmerzen, Nackenverspannungen, Kopfschmerzen und Migräne.

Muskelbalance 10

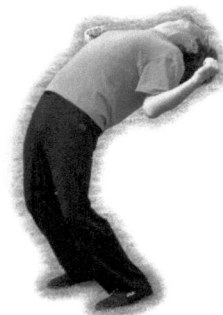

Stellen Sie die Beine schulterbreit auf, Knie gerade. Die Arme werden wie in Übung 1 zurückgezogen. Beugen Sie den Rücken nach hinten, nehmen Sie zunächst die Hüfte mit. Dann bewegt sich der Oberkörper alleine weiter, der Bauch wird gedehnt. Zuletzt lassen Sie den Kopf nach hinten fallen. Wenn eine genügend gedehnte Position erreicht ist, versuchen Sie die Ellenbogen hinter dem Rücken zusammenzuziehen und unterstützen Sie damit die Dehnung. Verharren und atmen.

ANWENDUNG: Schmerzen im Rücken, vor

allem in der Lendenwirbelsäule, Migräne, Kopf-, Nacken-, Schulter- und Hüftschmerzen.

Muskelbalance 11

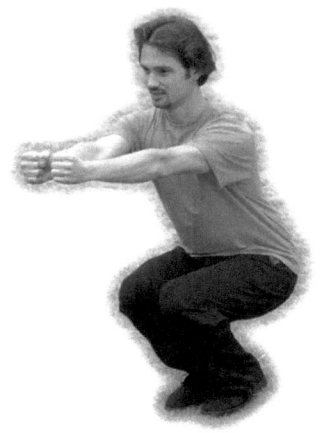

Stellen Sie die Füße in geringem Abstand parallel nebeneinander. Die Arme sind waagerecht nach vorne gestreckt. Nun gehen Sie langsam in die Hocke und achten darauf, daß beide Knie nach vorne zeigen, die Füße bleiben stehen, die Fersen am Boden. Gehen Sie so tief wie möglich und verharren in dieser Position zirka 30 Sekunden, atmen. Kommen Sie langsam wieder hoch.

ANWENDUNG: Knie-, Hüft- und Fußgelenkschmerzen, Schmerzen im unteren Rücken

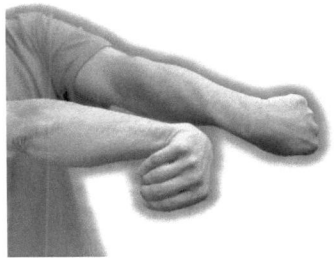

Drehen Sie bei dieser Übung, wie das Foto zeigt, die Arme so weit wie möglich nach innen, beugen Sie die Handgelenke und ziehen Sie die Fingerspitzen Richtung Ellenbogen.

ANWENDUNG: Ellenbogenschmerzen, Handgelenkschmerzen.

Muskelbalance 12

Nehmen Sie eine weiche Unterlage, ein Kissen oder einen Teppich zum Beispiel, und setzen sich auf die Knie. Die Füße liegen in Verlängerung der Achse Ihrer Unterschenkel. Versuchen Sie, mit dem Gesäß Ihre Füße zu erreichen und sich zu setzen – zunächst mit nach vorne aufgestütztem Körper (Übung 12 A), dann aufrecht (Übung 12 B). So lange es Ihnen noch nicht möglich ist, die Fersen zu berühren, überbrücken Sie diesen Abstand mit einem Kissen oder Polster (Übung 12 C). Bleiben Sie länger als 30 Sekunden in dieser Position und atmen Sie.

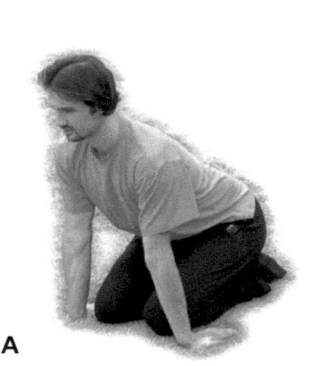

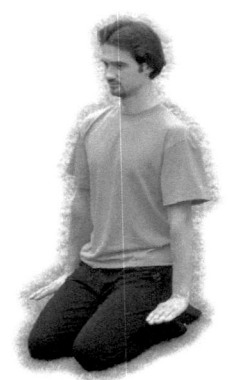

A B

ANWENDUNG: Fußgelenkschmerzen, Joggerschienbein, Achillessehnenprobleme, Knieschmerzen.

Wenn Sie in der obigen Position locker sitzen können, lehnen Sie sich immer weiter nach hinten, wobei Sie sich abstützen dürfen (Übung 12 D).

ANWENDUNG: Fußgelenkschmerzen, Joggerschienbein, Achillessehnenprobleme, Knieschmerzen, Hüftgelenkschmerzen, Schmerzen des Handgelenks, der Ellenbogen, Schultern und des Rückens.

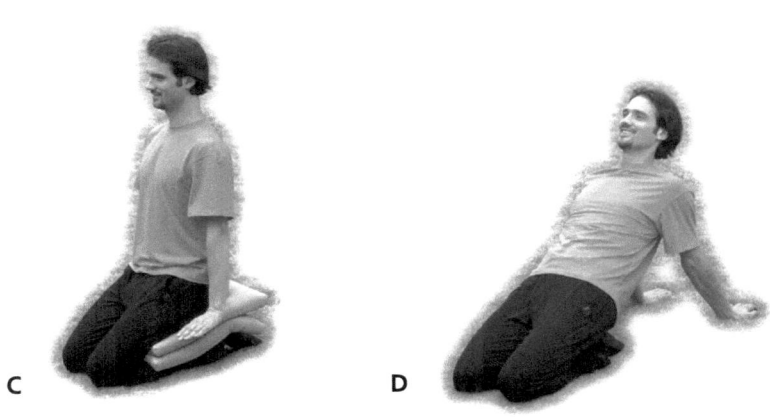

C D

ENDLICH GUT ESSEN

Gut und »richtig« essen muß nicht Verzicht und Entbehrung bedeuten.
Im Gegenteil: Kennen Sie die Zusammenhänge, können Sie zum bewußten Gourmet werden und besser genießen.

Wir sind das, was wir essen und verwerten

Kaum ein anderes Thema erregt so die Gemüter wie die Ernährung. Selbsternannte Ernährungspäpste streiten bis auf Messer und Gabel. Halbwissen, Weltanschauungen, Wunschdenken und wirtschaftliche Interessen führen zu einem Informationschaos, dem der interessierte Laie hilflos gegenübersteht. BioTUNING liefert Ihnen die Fakten und Zusammenhänge, die Sie benötigen, um die Auswirkungen von Ernährung einzuschätzen. Das gibt Ihnen Sicherheit – unter Abwägung der Vor- und Nachteile –, immer die für Sie richtige Eßentscheidung treffen zu können.

Unglaublich, aber wahr

Erinnern Sie sich an die eingangs beschriebenen Erneuerungszyklen Ihres gesamten Körpers, von den Zellen bis hin zu ganzen Organsystemen? Jede Zelle wird aus den Stoffen gebaut, die wir zuführen. Wissen Sie, um welche Mengen es sich dabei handelt?
Im Laufe seines Lebens kommt der Mensch auf eine Nahrungsmenge, die dem Gewicht von ungefähr sechs Elefanten entspricht. Klartext: Er ißt soviel Obst, Getreide, Fisch, Fleisch, Schokolade, Torte und andere Lebensmittel, daß er es auf eine Menge von bis zu 50 000 Kilogramm bringt. Das bedeutet, daß ein 75 kg schwerer Mensch ca. 670mal sein eigenes Körpergewicht zu sich nimmt. Wird Ihnen klar, wie wichtig die Qualität unseres Essens und aller Stoffe ist, die wir in

Sechs Elefanten entsprechen ungefähr der Nahrungsmenge, die Sie im Laufe Ihres Lebens zu sich nehmen

uns hineinlassen? Wir gießen unsere Pflanzen auch nicht mit Putzwasser und erwarten, daß sie prächtig gedeihen. Und jeder achtet genau darauf, nicht etwa Normalbenzin zu tanken, wenn sein Auto Super braucht. Aber viele essen ein Leben lang Dinge, ohne zu wissen, welches »Benzin« sie überhaupt brauchen.

Ohne einen gesunden Darm geht nichts!

Die »sechs Elefanten« betreten unseren Körper durch den Darm. Der Innenraum des Darms liegt eigentlich außerhalb unseres Körpers. Er ist das Austauschorgan der Stoffe, die von außen herangebracht und durch ihn hindurch in den Körper hineingelangen. Ist es da verwunderlich, daß die Gesundheit des Darms allerhöchste Priorität genießen sollte? Sie können sich noch so gesund ernähren, wenn Ihr Verdauungstrakt streikt, nutzt alles nichts.

Wirkungsvolle Größenordnungen

Das Verdauungssystem ist das größte menschliche Stoffwechselorgan. Allein seine Länge ist beeindruckend: Mit sechs bis sieben Metern kann der gesamte Darm leicht mit der Größe mehrerer Menschen mithalten – würde man sie aufeinanderstellen.
Zu einer Fläche ausgebreitet, könnte man damit den Boden dreier großer Wohnungen auslegen. Er mißt 300 bis 400 Quadratmeter – Platz genug für 85 Prozent Ihres Immunsystems! Hier tummeln sich über 400 verschiedene Arten Darmbakterien. Insgesamt 100 Billionen an der Zahl. Das übertrifft die Zahl unserer Körperzellen bei weitem. Um es anschaulicher zu machen: Die Darmbakterien wiegen soviel wie vier Päckchen Butter, also zirka ein Kilogramm. Sie bestehen aus Einzellern, die mit bloßem Auge nicht zu erkennen sind.

Eine wichtige Barriere

Diese Kleinstlebewesen können uns vor allem schützen, was uns schadet: Umweltgifte, Pflanzenschutzmittel, krankmachende Viren, Bakterien, Pilze oder Nahrungsmittelallergene zum Beispiel. Die 100 Billionen Darmbakterien bilden eine Barriere gegen all diese Störenfriede. Daß alle lebenden Wesen nur durch eine entsprechende Nahrung am Leben bleiben können, ist Ihnen bekannt. Unseren Mitbewohnern im Darminneren geht es nicht anders. Auch sie brauchen täglich ihre Nahrung, da-

Wollen Sie sich wohlfühlen, achten Sie darauf, daß es Ihrem Darm gutgeht

mit sie arbeiten und sich in atemberaubender Geschwindigkeit vermehren können. Doch kommt es bei ihnen wie bei uns auf die Qualität des Essens an.

Wenn Sie viel Eiweiß in Form von Fleisch, Wurst, Eiern, Fisch oder Milchprodukten essen, freuen sich die Fäulnisbakterien und gedeihen prächtig. Diese Bakteriengattung hat die Angewohnheit, unangenehm riechende und schädliche Gase zu bilden, zu denen Schwefelwasserstoff und Ammoniak gehören. Sie belasten Ihre Darmflora und Ihren Organismus sehr. Auch Alkohol und Zucker sind nicht die besten Begleiter auf dem

Darmgesundheit ist meßbar

Lassen Sie die Stuhlparameter, auf die es ankommt, bei Ihrem Arzt bestimmen. Ebenso die Aktivität des darmansässigen Immunsystems.

Weg in den Darm. Sie sorgen für Gärungsprozesse, die zusätzlich Fuselalkohole bilden und die Leber unnötig belasten. Das ist die Erklärung, weshalb sich Autofahrer, ohne einen Schluck Alkohol getrunken zu haben, unwissentlich an den Rand des Führerscheinverlustes bringen können.

Die ausgewogene Ernährung mit möglichst vielen naturbelassenen Lebensmitteln ist eine Grundvoraussetzung für Ihre gesunde Darmflora.

Haben Sie Probleme mit der Verdauung?

Das hilft Ihnen: Haben Sie ordentlich gekaut und den Speisebrei heruntergeschluckt, übernimmt normalerweise das zentrale Nervensystem den weiteren Transport automatisch. Das heißt, Sie können diesen Prozeß nicht mehr beeinflussen. Der gesamte Verdauungstrakt, den Sie sich als großen Muskelschlauch vorstellen können – beginnend im Mund bis zum Darmausgang –, kommt in Bewegung. Das bedeutet, daß Sie zirka 30 Minuten, nachdem der letzte Bissen heruntergeschluckt ist, einen Drang zur Toilette haben. Denn das Essen von gestern und vorgestern hat den letzten Darmabschnitt längst erreicht und sollte Platz für den Nachschub machen.

Wer dreimal am Tag etwas ißt, hätte demnach auch dreimal täglich Stuhlgang. Nur einmal täglich Stuhlgang zu haben, ist noch in Ordnung, nur jeden zweiten oder dritten Tag aber nicht. Ihr Darminhalt staut sich, und Ihr Dickdarm ist mit großer Wahrscheinlichkeit eher eine vor sich hin faulende Müllhalde als ein Ausscheidungsorgan. Die dadurch entstehende Rückvergiftung ist eine der wesentlichen Krankheitsursachen.

Und machen Sie sich bewußt: Mit einem nicht überfüllten Bauch denkt es sich besser, bewegt es sich besser, und Sex bekommt eine völlig andere Qualität.

Reizdarm – eine Verlegenheitsdiagnose

Wenn nur noch Abführmittel helfen, sind Patienten mit der Diagnose Reizdarm oft allein gelassen. Sie wissen nicht mehr weiter. Doch ist dann höchste Eile zum Aufräumen geboten. Wenn es im Körperinneren stinkt,

Äußere Schönheit ist ein Indiz für Ihre Gesundheit

fault und brodelt, brauchen Sie sich nicht zu wundern, wenn Ihr Darm überempfindlich reagiert und es auch um Ihre Schönheit nicht zum besten steht.

Wahre Schönheit kommt von innen

Bewegung, Zufriedenheit und gutes Essen sind die Grundvoraussetzungen für Ihre Schönheit. Natürliche Schönheit beginnt innen. Ist Ihr Körperinneres sauber, so ist auch Ihre Haut schön, weil sie keinen Abfall hinausbefördern muß. Deswegen spiegelt der Hautzustand, also die äußere Schönheit, immer die innere Schönheit. Enthält Ihr Körper zum Beispiel genügend Wasser, ist Ihre Haut glatt und elastisch, und Ihre Augen strahlen.

Darmbäder, die Schönheitsbäder

Wer kennt ihn nicht – den guten alten Einlauf? Schon vor Tausenden von Jahren wurde er zur Unterstützung von Heilungsprozessen angewendet.
Doch setzen wir uns heutzutage nicht mehr mit den Dingen auseinander, die sich viele Stunden bis hin zu Tagen und Wochen in unserem Darminneren aufhalten. Über Stuhlbeschaffenheit, Duftnote desselben und farbliche Veränderungen wollen und können wir heute nichts mehr aussagen. Das Thema ist ein großes Tabu. Schade, denn wie einfach wäre es für jeden von uns, erkennen zu können, was der Darm von unserem Essen hält. Eine kleine Überraschung gefällig? Ist die Verdauung in Ordnung, riecht Ihr Stuhl nur leicht säuerlich. Sie können die Intensität des Geruchs als direkten Gradmesser Ihres Verdauungszustandes nehmen.

Darmsäuberung mit modernster Technik

Die Amerikaner sind uns in diesem Fall ein Stück voraus. Denn dort wurde für Astronauten die Technik entwickelt, die den Darm hygienisch und der heutigen Zeit angemessen säubert und genaue Auskunft über Qualität und Quantität des Stuhles gibt.

Colon-Hydro-Therapie, die »innere Dusche«: Intensiver säubern können Sie nicht

Hierzulande ist dieses Gerät unter dem Namen Colon-Hydromat bekannt, die dazu gehörige Anwendung heißt Colon-Hydro-Therapie.

Informierte Ärzte bieten Ihnen diese Methode als Basisbehandlung zu jeder anderen Therapie an. Einen intensiveren und schnelleren Weg, unerwünschte Stoffe aus Ihrem Körper zu entfernen, gibt es nicht. Und das alles ohne Nebenwirkungen! In akuten Fällen können Heuschnupfensymptome oder Migräneanfälle schon nach der ersten Anwendung verschwinden. Und Raucher verspüren bei der Entwöhnung kaum noch Entzugserscheinungen. Gerade wenn Ihre Lebensweise oder Ernährung noch nicht optimalen Anforderungen entspricht, bietet diese »innere Dusche« die geniale Möglichkeit, sich ein- bis zweimal jährlich von angesammelten Stoffwechselrückständen zu befreien.

Erstaunliche Befunde

Das »Subaquale Darmbad« entwickelte der Pathologe Brosch, der während seiner Tätigkeit am Wiener Garnisonshospital erstaunliche Befunde zu sehen bekam. Menschen, die laut Arztbericht an Herzkrankheiten, Lungenentzündungen oder Leberzirrhose verstorben waren, wiesen immer zusätzlich extreme Veränderungen des Darms auf, insbesondere des Dickdarms.

BioTUNING Spezial:
Ausflug in die Historie der Darmreinigung

Bereits 3000 Jahre vor Christus beschrieben die Sumerer Spülungen des Dickdarms auf Papyrus.

Auch bei den Mayas und anderen indianischen Kulturen waren »Medizinklistiere« zur Unterstützung von Gesundungsprozessen bekannt.

Hippokrates (460–377 v. Chr.) verordnete seinen Patienten regelmäßig Einläufe mit Honig, Salzwasser, Eselsmilch und anderen interessanten Zutaten.

Bereits 100 vor Christus gab es die ersten »Klistierfachärzte«. Sie galten im Mittelalter als Garant für Schönheit und ein langes Leben.

Napoleon zum Beispiel ließ sich täglich bis zu drei Klistiere verabreichen, um klar im Geist und gesund zu bleiben.

Vor 50 Jahren noch gehörte in jeden Haushalt ein Irrigator: Bei Fieber, Erkältung, Ohrenschmerzen oder einer Kinderkrankheit – ein Einlauf mußte sein. In den sechziger Jahren war in fast allen Krankenhäusern und Sanatorien das »Subaquale Darmbad« zu finden.

Den Darm verstopfende, wahrscheinlich jahrelang eingelagerte Altlasten von drei bis sieben Kilogramm waren nichts Ungewöhnliches. Für Brosch war damit klar, daß Gesundheit und Krankheit mit dem größten menschlichen Stoffwechselorgan, dem Verdauungstrakt, immer in Verbindung stehen.

Die moderne Medizin verbannte die zeitaufwendige und damit natürlich auch kostspielige Therapie. Allerdings nur für 30 Jahre. Neuerdings werden die Darmspülgeräte von fortschrittlichen Therapeuten, meist aus der Naturheilmedizin, wiederentdeckt.

Kontaktadressen zur Vermittlung von Therapeuten finden Sie im Anhang.

Darm gesund – Mensch gesund

Sie haben Ihren Darm auf Vordermann gebracht, er ist gesund: Jetzt ist Ihr Verdauungssystem in der Lage, alle Nährstoffe zu verarbeiten und ins Körperinnere weiterzuleiten. Bevor wir uns intensiver mit den Nährstoffen beschäftigen, muß sichergestellt sein, daß dieselben auch im Körper transportiert werden können. Die Schlüsselfunktion bei dieser Aufgabe hat das Wasser.

Wasser, das Transportmittel aller Nährstoffe

Ein gesunder menschlicher Körper sollte sich etwa so zusammensetzen: 60 bis 65 Prozent Wasser, 17 Prozent Eiweiß, 12 bis 17 Prozent Fett, fünf Prozent Mineralien und ein Prozent Kohlenhydrate.

Um optimal zu funktionieren, benötigt der Organismus von allen drei Makronährstoffen – Kohlenhydrate, Eiweiß und Fett – und sämtlichen Mikronährstoffen wie Vitamine, Mineralien, Spurenelemente – eine ausgewogene Menge. All diese Stoffe werden durch das Wasser transportiert.

Als Wassermenschen konstruiert

Der Körper funktioniert nur wie vorgesehen, wenn er zu etwa zwei Dritteln aus Wasser besteht. Die Realität sieht aber anders aus. Haben Babys sogar Wasseranteile bis zu fünfundsiebzig Prozent, so gehen diese

Ohne Wasser funktioniert nichts im Körper

Zahlen bei Erwachsenen auf Werte bis unter fünfzig Prozent zurück. Bereits junge Menschen zeigen bei Messungen Wassermangel. Mit zunehmendem Alter, vor allem jenseits der Fünfzig, wird er immer gravierender.

Wasser ist das Transportmittel Nummer eins für alle Stoffe, die die Zellen brauchen, aber auch für alle Substanzen, die als Zellabfall abtransportiert werden müssen. Sind die Transportwege nicht intakt, weil Wasser fehlt, bleibt der Müll eben liegen. Die Medizin nennt das Verschlackung, sie spricht beispielsweise von Harnsäurekristallen, die Gichtanfälle auslösen können.

Verkalkt nennen wir Menschen, deren Gehirn teilweise

zum Salzlager geworden ist. Chirurgen können fest einge-
wachsene Ablagerungen nicht mehr von Muskeln abkrat-
zen. Sie müssen die befallenen Areale herausschneiden.
Ablagerungen in den Gefäßen sammeln sich an, bis sie
eines Tages Herzinfarkt, Schlaganfall oder Lungenembolie
auslösen.

Betrachten Sie einen Apfel, der einige Zeit in einem
trockenen Raum gelegen hat. Von frischem Aussehen kann
nicht mehr die Rede sein. Er ist weder knackig noch saftig,
sondern runzlig. Könnte es nicht sein, daß es dem Menschen ähnlich geht?

Nicht der Regenguß befeuchtet das Erdreich – sondern der Nieselregen

Viele denken, ihr Soll sei erfüllt, wenn sie zwei Liter Wasser
am Tag trinken. Aber auch das tun die wenigsten. Und diejenigen, die auf die geforderte Menge kommen, trinken
häufig so, daß es nicht viel nutzt. Es ist nämlich wenig sinnvoll, morgens und abends jeweils einen Liter Wasser in sich
hineinzuschütten. Dann nämlich rauscht die Flüssigkeit nur
so durch, da das momentane, zu
hohe Angebot nicht vollständig
verwertet werden kann. Viel sinn-

*Benetzen Sie Ihr Körperinneres so
häufig wie möglich mit Wasser*

voller ist es, so oft wie möglich über den Tag verteilt ein
Glas Wasser zu trinken. Dies hat dann genügend Zeit, aus
den Blutgefäßen in die Zwischenzellräume und von dort in
die Zellen zu sickern. Dieses Wasser sollte möglichst
»weich« sein. Niemand mutet seiner Waschmaschine gerne
hartes, kalkhaltiges Wasser zu. Genauso wie weiches Wasser bessere Waschqualitäten hat, weil es intensiver ins Gewebe eindringen kann, erreicht es in Ihrem Körper auch
die entlegendsten Ecken. Und wollen Sie die gleiche Ver-

kalkung erleiden, die Ihrer Waschmaschine droht? Also trinken Sie stilles, weiches Wasser, möglichst arm an Kalzium und Mineralstoffen. Diese möchte Ihr Körper sowieso lieber im biologischen Verbund aus Gemüse und Obst beziehen, damit er sie besser einbauen kann.

Essen Sie Wasser

Die beste Methode, Ihren Körper mit Wasser zu versorgen, besteht darin, dieses Wasser zu essen. Darauf sind Sie bestens eingerichtet. Dieses Wasser gelangt langsamer und gleichmäßiger ins Blut. Gleichzeitig werden die Mineralien im biologischen Verbund angeboten. Gemüse, Früchte und Salate bestehen zu über 90 Prozent aus Wasser. Melonen, Orangen oder Weintrauben sogar bis zu 98 Prozent. Also essen Sie Wasser, wann immer Sie dazu Gelegenheit haben. Trinken wird dadurch zum wahren Eßgenuß. Ein leckerer Obstsalat zum Frühstück oder als Zwischenmahlzeit, ein Apfel, den Sie nicht schmieren und einpacken müssen als Pausensnack, halten Sie vor allem im Sommer »frisch« und »knackig«.

Stellen Sie Ihre Mahlzeiten so zusammen, daß Sie einen möglichst hohen Wasseranteil enthalten

Wasser – Jungbrunnen für ein langes Leben

Je älter der Mensch wird, um so gravierender verringert sich der Wasseranteil im Körper. Das hat mehrere Gründe. Wenn Sie über Jahrzehnte hinweg zu wenig Wasser zu sich nehmen, oder es so zuführen, daß es nur teilweise verwertet werden kann, werden die Folgen spätestens in der zweiten Lebenshälfte immer augenscheinlicher. Auch die traurige Tatsache, daß ältere Menschen oft nicht mehr für sich kochen und frische Lebensmittel wie Obst und Gemüse durch die bequemere Fertignahrung ersetzen, verstärkt den Wassermangel noch.

Also drehen Sie den Spieß doch um. Je älter Sie werden, um so mehr sollten Sie trinken und Frisches essen. Das bringt Sie dem Ziel, auch mit zunehmendem Alter körperlich und geistig agil zu sein, ein großes Stück näher. »Verrostete und vertrocknete« alte Menschen könnten allein dadurch viel seltener werden.

Reines Wasser zum Selbermachen

Stilles, möglichst mineralarmes Wasser unterstützt die beschriebenen Prozesse bestmöglich. Aber wo bekommt man es? Schauen Sie beim Kauf aufs Etikett: je weniger »Gesteinsmehl«, umso besser. Inzwischen gibt es funktionstüchtige Heimgeräte zur Selbstherstellung. Solche sogenannten Umkehrosmoseanlagen finden unter der Spüle Platz und haben sich nach ungefähr einem Jahr amortisiert. Neben den unerwünschten Mineralien (Kalk), säubern Sie Ihr Trinkwasser auch von Chlor, Fluoriden und anderen Giften. Wenn Sie sich noch mehr Gutes tun möchten, dann investieren Sie zusätzlich in einen rechtsdrehenden Verwirbelungsaufsatz. Er energetisiert das Wasser zur Freude aller Zellen. Diese neuesten biophysikalischen Erkenntnisse sind allerdings noch lange nicht so in der Öffentlichkeit bekannt, wie es Ihre Gesundheit verdient. Aber weshalb sollten Sie deshalb auf die positive Wirkung verzichten?

Das essen Sie

Ihre Nahrung setzt sich aus den sogenannten großen und kleinen Nahrungsbestandteilen zusammen. Kohlenhydrate, Eiweiße und Fette sind die Hauptbestandteile jeder Mahlzeit. Nicht sichtbar, aber ebenfalls lebensnotwendig sind die Vitamine, Mineralien und Spurenelemente sowie Tausende von sekundären Pflanzenstoffen.

Kohlenhydrate, die schnelle Energie

Kohlenhydrate verschiedenster Art sind heute bei nicht ausdauertrainierten Menschen die Hauptenergiequelle.
Kohlenhydratspaltende Enzyme kommen bei ihnen neunmal häufiger vor als fettspaltende. Da die Kohlenhydratreserven im Körper aber sehr begrenzt sind und nur bis zu zwei Stunden Energie liefern, müssen Sie mehrere Male täglich aufgefüllt werden.

Wenn Sie noch kein »Fettverbrenner« sind, müssen Sie Ihre Kohlenhydratspeicher mehrmals täglich auffüllen

Zwar kann der menschliche Organismus sich diese Zuckermoleküle in Notzeiten auch über den Abbau von Fetten und Eiweißen besorgen. Ein Mangel über längere Zeit führt aber zu wesentlichen gesundheitlichen Beeinträchtigungen.

Ohne Zucker kein Denken

Das Zentralnervensystem, das Nierenmark und die roten Blutkörperchen sind stets auf Zucker als Treibstoff angewiesen. Der tägliche Bedarf liegt bei 150 bis 170 Gramm. Davon verbraucht das Gehirn alleine 120 Gramm.

Kohlenhydrate bestehen aus Zuckermolekülen und sind die bedeutendsten Quellen für die Zellenergie, sie sind wesentlich an der Steuerung des zellulären Stoffwechsels beteiligt.

Das Wunder der Photosynthese

Hat Sie diese nicht auch im Biologieunterricht fasziniert? Pflanzen bilden durch die Photosynthese unter Verwendung von Chlorophyll, Enzymen, Sonnenlicht, Kohlendioxid und mineralhaltigem Wasser erstklassige Kohlenhydrate.

Obst, Gemüse, Salate: erstklassige Kohlenhydrat- und Ballaststoffträger

Deshalb sind frisches Obst, Gemüse und Salat mit ihren Vitaminen, Mineralien, Enzymen und allen übrigen sekundären Pflanzenstoffen unter den Kohlenhydratträgern das, was der Rolls-Royce unter den Autos ist. Hinzu kommt die darmreinigende und verdauungsfördernde Funktion der Ballaststoffe.

Kohlenhydrate sind nicht gleich Kohlenhydrate

Zuckerverbindungen aus Weißmehl, raffiniertem Zucker, Alkohol und weiteren extrem verarbeiteten Produkten liefern nur leere Kalorien, noch schlimmer: Sie machen fett. Obst ist der genialste Zuckerlieferant und versorgt Sie gleichzeitig mit allen Mikronährstoffen und viel lebendigem Wasser.

Kartoffeln, Reis und feingemahlene Vollkornprodukte sind gute Kohlenhydrate

Ersetzen Sie Weißmehlprodukte durch Vollkornprodukte. Achten Sie jedoch darauf, daß das volle Mehl fein ausgemahlen ist. Der Mensch kann grob geschrotetes Getreide wie zum Beispiel im Müsli nur schlecht verdauen. Unangenehme Blähungen und Völlegefühl sind Hinweise auf eine Überbeanspruchung des Verdauungssystems. Das vergeudet immens viel Verdauungsenergie, die Sie ansonsten für wesentlich spannendere Aufgaben zur Verfügung hätten! Gute Kohlenhydratspender sind Kartoffeln und Reis. Sie enthalten langkettige Zuckerverbindungen, die gleichmäßig ins Blut abgegeben werden. Auch Nudeln gehören zu dieser Gruppe, enthalten aber kaum noch natürliche Begleitstoffe.

Fette: Lebensnotwendig und große Gefahr

Wer glaubt, eine fettlose Ernährung sei das Nonplusultra, irrt. Ganz im Gegenteil, ein Leben ohne Fett ist nicht möglich. Andererseits steht fest, daß zuviel Fett eine Menge Schaden im Körper anrichtet.

Die Lösung dieses scheinbaren Widerspruchs: Die falschen Fette machen krank! Studien zeigen: Bluthochdruck, Zuckerkrankheit, Herzinfarkt, Migräne, Schuppenflechte, Schlaganfall sowie einige Krebserkrankungen, Rheuma und sogar Multiple Sklerose werden durch falsche und zu viele Fette gefördert!

Vor allem tierische Nahrungsfette erhöhen nicht nur den Cholesterinspiegel, sie sind auch mitverantwortlich für die Entstehung vieler Krankheiten – von Stoffwechselerkrankungen über Ohrensausen, Allergien oder Gefäßerkrankungen bis hin zur Impotenz.

Die heutige Durchschnittsernährung enthält zu viele falsche, krankmachende Fette und zu wenig gute, der Gesundheit förderliche

Der tägliche Bedarf an Fett in der Nahrung liegt bei 25 Prozent. Nur für Menschen mit einem hohen Energiebedarf kann mehr Fett erforderlich sein. Dies gilt insbesondere für körperlich sehr aktive Personen wie Schwerarbeiter und Leistungssportler. Der tatsächliche Fettverzehr des Durchschnittsbürgers liegt pro Tag allerdings bei 40 bis 60 Prozent. Das entspricht 140 Gramm täglich, viel zu viel, um gesund zu bleiben. Aber auch die Qualität der Fette läßt in unserer Ernährung mehr als zu wünschen übrig.

Cholesterin – gefürchtet und gebraucht

Cholesterin stellt der Körper selbst her. Es befindet sich in jeder Zelle. Aus gutem Grunde, denn das Cholesterin spielt eine wichtige Rolle bei der Synthese von Geschlechtshormonen und Vitamin D. Es ist zudem wichtig für die Geschmeidigkeit der Haut und die Flexibilität der Zellwände.

Zu viel tierisches Fett zerstört die für Ihre Gesundheit notwendige Cholesterin-Balance

Allerdings müssen Sie folgendes wissen: Es gibt das sogenannte »gute« HDL-Cholesterin und das »schlechte« LDL-Cholesterin.

Die Unterscheidung in gut und schlecht ergibt sich daraus, daß man eigentlich gar nicht genug HDL haben kann, daß aber dazu im Verhältnis zuviel LDL schädlich ist. Wichtig ist also nicht das Gesamtcholesterin, sondern das Verhältnis von HDL- zu LDL-Cholesterin. Cholesterin ist nur in tierischem Fett enthalten. Wenn Sie also zu viel Fleisch, vor allem fettes zu sich nehmen, führen Sie dem Körper mehr

Cholesterin zu, als er selbst herstellen würde. Als Resultat steigen die Fettwerte im Blut auf utopische Werte an. Zusätzlich zerstören Sie das für die Gesundheit so wichtige Verhältnis von HDL zu LDL.

Fett ist nicht gleich Fett

In der Ernährung unterscheidet man zwischen zwei Sorten von Fettsäuren: den gesättigten und den ungesättigten. Die einfach und mehrfach ungesättigten Fettsäuren sind lebensnotwendig und müssen mit der Nahrung aufgenommen werden. Sie erfüllen eine Vielzahl von wichtigen Aufgaben im Stoffwechsel. Sie steigern die Zellatmung, verkürzen die Regenerationszeit nach körperlicher Belastung und sind wichtig für die Zellteilung, also die permanente Erneuerung Ihres Körpers. Sie sind wesentliche Bestandteile der Zellwände und für deren Geschmeidigkeit insbesondere im Alter notwendig. Je weniger ungesättigte Fettsäuren Sie essen, umso starrer und faltiger wird Ihre Haut wie auch die jeder Zelle.

Die gesättigten Fettsäuren sind wichtige Energielieferanten. Unser Körper stellt sie aber in der benötigten Menge aus Kohlenhydraten selbst her. Sie müssen also nicht zugeführt werden. Fleisch, Wurst und Milchprodukte enthalten hauptsächlich gesättigte Fettsäuren. Die ungesättigten Fette finden wir vorwiegend im Pflanzenreich, aber auch in bestimmten Kaltwasserfischen wie Makrele, Hering, Forelle und Lachs. Ebenfalls reich an ungesättigten Fetten sind alle Pflanzenöle. Besonders empfehlenswert sind Olivenöl, Sojaöl, Leinöl, Walnußöl, Maiskeimöl sowie das Öl aus Disteln und Sonnenblumen.

Gesättigte Fette stellt der Körper nach Bedarf selbst aus Kohlenhydraten her

Auch pflanzliche Fette können Nebenwirkungen haben

Doch auch bei den pflanzlichen Fettsäuren ist Vorsicht geboten. Und zwar dann, wenn Sie industriell verarbeitet werden. Sie haben für die Lebensmittelindustrie nämlich erhebliche Nachteile, da sie nicht besonders haltbar sind. Deshalb werden die von Natur aus ungehärteten pflanzliche Fette durch Erhitzen zu gehärteten Fetten umgewandelt. Dadurch werden sie schädlich für Ihre Gesundheit. Dies ist der Grund dafür, daß Margarine, obwohl reich an mehrfach ungesättigten Fettsäuren, keinen großen Raum in Ihrem Speiseplan einnehmen sollte.

Gehärtete Fette finden sich versteckt in vielen Nahrungsmitteln. Schärfen Sie deswegen Ihren Blick für die Zutaten bei *Vorsicht vor gehärteten Fetten* Fertiggerichten, Fertigsoßen, Gebäck, Eiscreme, Joghurt, Süßigkeiten oder Kartoffelchips sowie Kuchen und Backwaren.

Ausflug in die Biochemie:
Die geometrische Struktur der Fette hat es in sich

Die ungesättigten Fettsäuren liegen in der Natur ausschließlich in der Cis-Form vor. Sie ist für die flüssige Form der Fette verantwortlich. Auch Embryos verfügen fast ausschließlich über Fettsäuren der Cis-Form. Vor zirka 100 Jahren wurde die industrielle Härtung von flüssigen Ölen eingeführt, um sie haltbar zu machen. Das Margarinezeitalter begann. Mit dieser neuen Herstellungsweise verändert sich jedoch die natürliche räumliche Anordnung der Moleküle. Die Fette werden in die sogenannte Trans-Form umgewandelt. Die entstehenden Transfettsäuren gefährden unsere Gesundheit. Vermutlich sind sie mitverantwortlich für das erhöhte Herz- und Kreislauferkrankungsrisiko in den Industrienationen.

Sie hemmen die positiven Auswirkungen auf die Elastizität der Zellwände und Gefäße, weil sie spröde und starr sind. Werden sie in die Zellstruktur eingebaut, resultieren daraus vorzeitige Alterung und erhöhtes Krebsrisiko.

Alle gehärteten und teilgehärteten Fette wie Backfette, Butterersatz und Margarine sind also mit erheblichen Gefahren für Ihre Gesundheit verbunden. Die Nurses-Health-Studie von 1993 an fast 90 000 Frauen zeigte, daß jene Frauen, die große Mengen an gehärteten Backfetten und Margarine zu sich genommen haben, ein bis zu 70 Prozent erhöhtes Risiko zeigten, später an einer Herzkranzgefäßerkrankung zu leiden.

Nur gute Fette für Ihre Küche

Zum Erhitzen und Braten eignen sich unverändertes, kaltgepreßtes Olivenöl und ungehärtetes Kokosfett.

Für kalte Speisen sind alle übrigen, kaltgepreßten Öle geeignet. Diese bieten zudem neue Geschmackskomponenten.

Auch die Avocado ist eine herrliche Ölfrucht. Mit ein wenig Zitrone und Curry verfeinert, läßt sie sich als leckerer Brotaufstrich verwenden. Eine Salatsoße aus Avocadomus ist außergewöhnlich und köstlich zugleich. Und aufs Brot streichen Sie die »gute alte Butter«. Bei ihr handelt es sich zwar um ein tierisches Fett. Butter ist aber aufgrund einer besonderen Molekularstruktur sehr gut verträglich.

BioTUNING Spezial:
der Hit unter den ungesättigten Fettsäuren: Omega 3

Diese Fettsäure verdient besonderes Augenmerk. Sie ist
vor allem in Leinöl, Sojaöl, Walnußöl, Weizenkeimöl,
Fisch, Olivenöl und in der Butter enthalten. Die Omega-3-
Fettsäure hemmt die Thrombosegefahr, wirkt entzün-
dungshemmend, erweitert die Blutgefäße, senkt erhöhte
Blutfette und verhindert somit viele Krankheiten. Dazu
zählen alle Gefäßerkrankungen wie Myokardinfarkt,
Herzkranzgefäßverengung, Bluthochdruck, Schlaganfall,
außerdem Migräne, Rheuma, Hauterkrankungen, Asthma
bronchiale und entzündliche Darmerkrankungen.

Eiweiß, das Baumaterial, aus dem wir bestehen

Alles, woraus Sie bestehen, ist aus Eiweiß gebaut. Die Knochen, Haut, Muskeln, Organe, jede Zelle. Aber auch Enzyme und Hormone, also die Werkzeuge des Körpers, die
verschiedenste Aufgaben erfüllen. So auch unser Immunsystem, das ohne Eiweiße nicht funktionieren würde.
Eiweiße sind große komplexe Molekülverbindungen aus
einzelnen Aminosäuren. Ein Erwachsener mit Normalgewicht besteht zu etwa elf Kilogramm aus Eiweiß. Die verschiedenen Eiweiße sind aus 20 unterschiedlichen Aminosäuren aufgebaut. Davon kann der erwachsene Organismus zwölf selbst herstellen. Acht müssen täglich mit dem
Essen aufgenommen werden. Fehlt nur eine einzige dieser
20 Aminosäuren, können die genetisch festgelegten körpereigenen Baupläne nicht mehr umgesetzt werden. Die
zur Gesunderhaltung notwendigen Abläufe sind gestört.
Die Bausubstanz wird mangelhaft und zunehmend marode.
Denken Sie an das Bild unserer Stadt Megalopolis.

Aminosäuren, die Bausteine des Lebens

Schaut man sich die Vielseitigkeit der Aminosäuren an, versteht man sofort die immense Wichtigkeit. Denn es gibt keine Körperstruktur, die auf diese Baustoffe verzichten könnte.

Aus Aminosäuren entstehen Antikörper, die wesentliche Bestandteile unseres Immunsystems darstellen. Sie transportieren den Sauerstoff, stellen Hormone und Enzyme her, sie helfen der Leber bei den Entgiftungsvorgängen. Gibt es Engpässe bei der Versorgung mit Energie, werden Aminosäuren zur Energiegewinnung herangezogen. Wenn Sie nichts oder nur ganz wenig essen, können Aminosäuren zu Zuckermolekülen umgewandelt werden, um den Blutzuckerspiegel konstant aufrechtzuerhalten.

Aminosäuren finden sich in allen Zellwänden und allen Zellgrundstrukturen. Sie erfüllen auch wesentliche Funktionen im Hirnstoffwechsel.

BioTUNING Spezial:
keine Angst vor Vegetarisch

Vegetarier sollten bei den Eiweißlieferanten kombinieren. Der häufige Vorwurf, sie litten an Eiweißmangelkrankheiten, wurde durch viele Studien widerlegt. Ganz im Gegenteil, weniger Krankheiten und eine höhere Lebenserwartung waren die klaren Ergebnisse.

Auch die verbreitete Angst, die Zufuhr an Vitaminen und anderen Mikronährstoffen wäre mangelhaft, entbehrt jeder Grundlage. Sogar das Vitamin B 12, von dem behauptet wird, es wäre nur im Fleisch vorhanden, findet sich in Sauerkraut, Sanddorn und Sesam. Außerdem wird es von einer gesunden Darmflora selbst gebildet.

Achtung – zuviel des Guten schadet

Ein ausgewachsener Mensch braucht am Tag pro Kilogramm Körpergewicht zirka 0,8 Gramm Eiweiß. Bei einem Körpergewicht von 60 Kilogramm beispielsweise sind das 48 Gramm Eiweiß, die täglich gegessen werden müssen. Tatsächlich liegt die tägliche Zufuhr mehr als doppelt so hoch. Sie beträgt durchschnittlich etwas über 100g am Tag. Das ist für jemanden, der keine neue Körperstruktur, zum Beispiel Muskeln aufbauen möchte, viel zu hoch. Dieser Überschuß an Eiweiß wird im Körper in den

Die Negativauswirkungen des Eiweißes heute resultieren vor allem aus den unfreiwillig mitverzehrten Begleitstoffen

Zwischenzellräumen, dem Bindegewebe abgelagert oder auch in Fett umgewandelt und gespeichert. Das bedeutet im Klartext: Die Zellwände werden undurchlässiger, weshalb unsere Zellen nicht mehr ausreichend versorgt werden können. Es kommt zu störenden Eiweißansammlungen, die mit Alzheimer, Creutzfeldt-Jakob und Demenz in Verbindung gebracht werden.

Denken Sie an unsere Stadt: Die kleinen Gassen und die Hauseingänge sind voller Müll, der liegenbleibt. Hinzu kommt noch, daß der weitaus größte Eiweißanteil durch tierische Nahrungsmittel wie Fleisch, Wurst, Fisch und Milchprodukte gedeckt wird. Damit ist eine gleichzeitig erhöhte Aufnahme von Cholesterin, erheblichen Mengen an Hormonen, Antibiotika und Beruhigungsmitteln verbunden. Ganz zu schweigen von den Themen BSE und Maul- und Klauenseuche.

Selbst Schwerarbeiter oder Kraftsportler, die in der Anpassungsphase an größere Anstrengungen Muskulatur aufbauen, decken diesen erhöhten Eiweißbedarf eigentlich schon durch die übliche Durchschnittsernährung.

Nur Bodybuilder, deren Ziel ein Maximum an Muskelmasse ist, wobei Funktionalität oder Gesundheit Nebensache werden, nehmen deutlich höhere Mengen zu sich.

Das Problem mit der Säure

Da tierische Eiweiße einen hohen Gehalt an Säuren aufweisen, müssen diese durch basische Mineralien wie Kalzium, Magnesium und Kalium neutralisiert werden. In diesem Zusammenhang wird seit längerer Zeit die Entstehung der Knochen-

Zuviel Säure durch tierische Eiweiße kann Ihre Knochen und Zähne schwächen

erweichung (Osteoporose) diskutiert. Der höhere Säurespiegel verschiebt das Säure-Basen-Gleichgewicht. Um diese Balance aufrechtzuerhalten, verfügt der Körper über verschiedene Hilfssysteme, auch Puffersysteme genannt. Werden dem übersäuerten Körper jedoch nicht genug Säure neutralisierende Mineralien zugeführt, zapft er die nicht erstrangig lebensnotwendigen Ressourcen an, die Knochen oder die Zähne. Das Resultat davon sind ein weiches Skelett und ein schlechtes Gebiß.

Übersäuerung ist meßbar

Lassen Sie den Grad Ihrer Übersäuerung von Ihrem Arzt bestimmen. Achtung: Die übliche pH-Messung des Urins ist wenig aussagekräftig. Viel wichtiger ist der Säurestatus Ihres Gewebes.

Damit sich nicht zuviel Säure in Ihrem Körper ansammelt, sollten Sie Ihre Nahrung so gewichten: Weniger tierische Eiweiße, dafür mehr Obst, Gemüse und Salate, deren Mineralstoffe die Säuren abpuffern. Fazit: Nicht die Menge macht's, sondern die Qualität.

Sehr gut helfen Entsäuerungskuren mit Basenpulvern. Diese können Sie in Wasser gelöst trinken oder sogar darin baden.

144

Hochwertiges Eiweiß –
am besten ohne Nebenwirkungen

Zusätzlich zu den Säure puffernden Mineralien werden für den Eiweißstoffwechsel nicht nur die 20 Aminosäuren benötigt, sondern ebenfalls eine Vielzahl von Mikronährstoffen. Darunter die Vitamine B2, B6, B9 sowie die Mineralien Magnesium und Zink. Kommt es zu einem Mangel an diesen Mikronährstoffen, entstehen hochgiftige Abbauprodukte, die dem Körper schaden. Eine Kombination aus den erforderlichen Aminosäuren und den zusätzlich benötigten Mikronährstoffen bieten insbesondere pflanzliche Eiweißlieferanten. Jedes Nahrungsmittel weist eine einzigartige Zusammensetzung einzelner Aminosäuren auf. Je mehr verschiedene Aminosäuren ein Lebensmittel enthält, und je mehr der Körper davon auch einbauen kann, um so hochwertiger ist es. Aber: Die Einbauqualität hängt von den begleitenden Mikronährstoffen ab. Eine hohe biologische Wertigkeit sagt darüber nichts aus.

Milch: Ein Mißverständnis?

Die Milch, von vielen Seiten als wichtiges Grundnahrungsmittel angepriesen, hat nicht nur gute Seiten. Viele Menschen reagieren allergisch auf Milch-, insbesondere Kuhmilchprodukte, häufig ohne es zu wissen. Milchschorf und Rotznasen bei Kindern, Hautkrankheiten wie Neurodermitis und Asthma werden immer öfter mit Milchunverträglichkeiten in Zusammenhang gebracht und durch Verzicht geheilt.

Auch die oft empfohlene Vorbeugung und Behandlung der Osteoporose durch erhöhten Konsum von Milchprodukten hat ihre Tücken. Die schon erwähnte Gefahr der Über-

BioTUNING Spezial:
fast so gut wie Wildpflanzen

Einerseits ist Eiweiß lebensnotwendig. Andererseits sollten wir die gesundheitsschädigenden Nebenwirkungen der tierischen Eiweißquellen möglichst klein halten. Angebaute Pflanzen haben im Vergleich zu Fleisch nur geringe Eiweißanteile. Wildpflanzen hingegen liefern die etwa zehnfache Menge. Doch wer geht schon auf die Wiese oder in den Wald, um sein Mittagessen zu pflücken? Die Lösung liegt in hochwertigen, pflanzlichen Eiweißergänzungen. Am besten aus der Sojabohne.

säuerung durch zu viel tierische Eiweiße kann nämlich dazu führen, daß mehr Kalzium zum Abpuffern der sauren Stoffwechselprodukte benötigt wird, als Sie gleichzeitig durch die Milch zuführen. Das bedeutet, daß sich die Knochenkrankheit eher verstärkt. Ausnahmen bei den Milchprodukten sind in diesem Zusammenhang Butter, Sahne und Schmand. Sie gelten als neutral, da sie viel Fett und somit weniger Eiweiß enthalten.

Diese Mechanismen sind auch der Grund dafür, daß »Puddingvegetarier« größere gesundheitliche Probleme haben können als Menschen, die selten qualitativ hochwertiges Fleisch oder Fisch essen. Diese sogenannten Lactovegetarier verzehren häufig zu große Mengen an Milchprodukten.

Ausflug in die Evolution: Milch ist für Babys

Überall in der Natur dient die Muttermilch dem Zweck, Säugetierbabys, die noch keine feste Nahrung zu sich nehmen können, zu ernähren. Die Milch ist exakt auf die jeweiligen Bedürfnisse jeder Tiergattung abgestimmt.

Die Inhaltsstoffe der für den Menschen bestimmten Milch sind völlig anders gewichtet als bei der

Kuhmilch muß nicht unbedingt so gut wie ihr Ruf sein

Kuhmilch. Babys verlieren nach ihrer Säugezeit im Alter von zirka zwei Jahren das Enzym, das nötig ist, um das Muttermilcheiweiß zu spalten.

So bekommt Ihnen Eiweiß

Ein guter Weg, Eiweiß zuzuführen, war die Ernährung unserer Großeltern. Einmal in der Woche – freitags – gab es Fisch und am Sonntag den Braten. An den übrigen Tagen aßen sie nur wenig tierisches Eiweiß. Wußten Sie, daß es in dieser Zeit kaum die heute üblichen Krankheiten gab? Der Grund: Kartoffeln, Gemüse, Hül-

Essen Sie Fisch und Fleisch zu besonderen Anlässen

senfrüchte und Reis enthalten Eiweiß ohne Nebenwirkungen. Essen Sie Fleisch oder Fisch zu besonderen Anlässen. Achten Sie auf magere Sorten und die Herkunft. Vermeiden Sie Wurst und Zuchtfische. Gute pflanzliche Eiweißspender sind Kartoffeln, Reis, alle Hülsenfrüchte, wie Linsen, Bohnen, Soja, Erbsen sowie alle Getreidesorten. Auch Nüsse enthalten viel Eiweiß und hochwertige Fette.

Gesundes Eiweiß lecker serviert

Widerlegen Sie das Vorurteil, Grünfutter sei für die Hasen und Gemüse sowie Soja »schmecke nach nichts«. Gerade die asiatische und italienische Küche beweisen das Gegenteil. Gewürze und Kräuter, phantasievoll eingesetzt, verschaffen Ihnen Geschmackserlebnisse erster Klasse. Bereiten Sie sich eine leckere Gemüse-Soja-Pfanne im Wok zu. Verwenden Sie Hülsenfrüchte in allen möglichen Variationen. Einmal als Indisches Linsencurry, ein andermal als den guten »alten« Erbseneintopf, oder wie wäre es mit Chili con Soja? Bei den Sojaprodukten sollten Sie beachten, daß sie nicht genmanipuliert sind und ebenfalls aus kontrolliert biologischem Anbau stammen.

Es gibt inzwischen eine Vielzahl von Sojagerichten, die, wenn Sie das möchten, als direkter Fleischersatz einsetzbar sind: Cordon bleu, Wiener Schnitzel, Bockwürstchen oder auch Streich- und Schnittwurst. Sie erhalten alles, was das Herz eines an den Fleischgenuß gewöhnten Feinschmeckers begehrt, aber ohne die gefährlichen und krankmachenden Nebenwirkungen.

Probieren Sie Soja als Fleischersatz –
das Angebot ist riesig

So specken Sie ab
mit den richtigen Aminosäuren

Abnehmen und Fett verlieren, aber wie? Ausdauerbewegen okay, aber wie können Sie essen ohne zu darben? Wer kennt ihn nicht, den Jo-Jo-Effekt. Und die zunächst spürbare Abgeschlagenheit, wenn wir weniger essen. Die Lösung liegt im Eiweiß.

Jo-Jo-Effekt und Eiweißmangel

Ausreichende Mengen an hochwertigen Eiweißen helfen bei jeder Gewichtsregulierung. Sie verhindern den häufig gefürchteten Verlust von Muskeleiweiß und aktivieren die Freisetzung von Fett aus den Depots.
Verzichten Sie auf die Eiweißzufuhr, so befreit sich Ihr Körper während der ersten drei Tage von überflüssigem Eiweißmüll. Nach drei Tagen wächst die Gefahr, daß Ihr Stoffwechsel zur Aufrechterhaltung der Lebensfähigkeit und der Energiegewinnung nicht auf die Fettreserven, sondern auch auf die Eiweißvorräte zurückgreift. Das geht auf Kosten der Muskulatur und des Immunsystems. Aber nur dann, wenn Ihr Körper wegen Bewegungsmangel über nicht genügend fettspaltende Enzyme verfügt.
Außerdem läuft der Körper nur noch auf Sparflamme, wie zu Zeiten der Hungersnöte. Um in dieser Situation zu überleben, arbeitet der Stoffwechsel so effizient, daß er aus dem zur Verfügung stehenden Angebot maximal schöpft. Ist diese Zeit der »Hungersnot« beendet, behält der

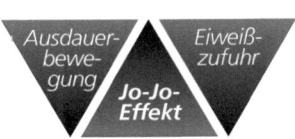

Führen Sie Eiweiß in Höhe des Tagesbedarfs zu und bewegen Sie sich regelmäßig im beschriebenen optimalen Herzfrequenzbereich, so eliminieren Sie den Jo-Jo-Effekt vollständig

Organismus zunächst diese hohe Auswertung bei. Das heißt: Wenn Sie wieder zu Ihrer normalen Ernährung übergehen, nehmen Sie mehr zu, als Sie vorher gewogen haben. Außerdem trifft Ihr Körper Vorsorge für die nächste Hungerperiode. Er legt mehr Fettvorräte an, als jemals zuvor. Dieser fatale Kreislauf ist nur durch ausreichende Gaben von Eiweiß und regelmäßige Bewegung zu durchbrechen.

Turboabnehmen mit Eiweißpulver

Um kiloweise Fett zu verlieren, können Sie gleichzeitig zu Ihrem Bewegungsprogramm Speisen oder Getränke aus Eiweißpulver zu sich nehmen und diese mit Obst oder Obstsaft kombinieren. Sie werden kein Hungergefühl haben, keine Muskelmasse verlieren und vom Jo-Jo-Effekt verschont bleiben.

Mit einem qualitativ hochwertigen Eiweißpulver fällt Ihnen das Abnehmen leichter

Allerdings sollten Sie peinlichst auf die Qualität des Eiweißproduktes achten. Essen Sie rein pflanzliches Eiweiß, optimalerweise aus Lupine, das garantiert keine genmanipulierten Bestandteile enthält. Nur wenn dies auf der

Beschreibung des Produktes vermerkt ist, können Sie davon ausgehen, daß es wirklich stimmt. Verzichten Sie also auf pulverisierte Tierteile, ebenso wie auf Milcheiweiß und vor allem auf gefriergetrocknetes Eiklar. Sie brauchen nicht lange zu überlegen, welche Qualität der Rohstoffe gewählt wird, um viele tausend Tonnen dieser Pulver so preisgünstig wie möglich herzustellen. Versorgen Sie sich mit Baumaterial von hohem Wert.

So schmeckt Ihr Eiweißpulver

Nehmen Sie wasserreiches Obst, beispielsweise Apfelsinen, Pfirsiche oder Melonen und zerkleinern Sie es im Mixer, bis Sie Fruchtsaft haben. Geben Sie etwa noch einmal die gleiche Menge Wasser hinzu. Nun haben Sie die Grundlage für Ihre Eiweißspeise.
Mischen Sie das Eiweißpulver darunter, bis Sie die Konsistenz Ihrer Wahl erhalten. Flüssig als Drink oder konzentrierter als Cremespeise. Wenn Sie möchten, schneiden Sie noch Obst hinein. Mit Vanille oder Schokoladenpulver verstärken Sie Ihre bevorzugte Geschmackskomponente. Als Ergebnis erhalten Sie eine gutschmeckende Eiweißspeise ohne unerwünschte Nebenwirkungen oder Begleitstoffe.

Der Trick mit den Aminosäuren

Aminosäuren haben spezielle Aufgaben im Fett- bzw. Energiestoffwechsel. Tryptophan ist eine essentielle Aminosäure, die nur mit der Nahrung aufgenommen werden kann. Ihre Aufgaben sind weitreichend, sie sorgt für eine hohe Lebensqualität. Aus dieser Substanz werden sowohl Nervenbotenstoffe und Hormone wie Melatonin, das für

So helfen Ihnen Aminosäuren beim Abspecken

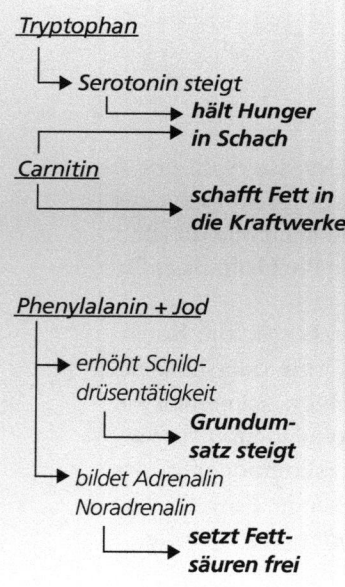

Tryptophan

➜ Serotonin steigt

➜ hält Hunger in Schach

Carnitin

➜ schafft Fett in die Kraftwerke

Phenylalanin + Jod

➜ erhöht Schilddrüsentätigkeit

➜ Grundumsatz steigt

➜ bildet Adrenalin Noradrenalin

➜ setzt Fettsäuren frei

einen gesunden Schlaf- und Wachrhythmus verantwortlich ist, hergestellt. Haben Sie ausreichend Tryptophan im Aminosäurenpool, steigt der Serotoningehalt im Blut. Serotonin ist das Glückshormon. Es hat auch die angenehme Eigenschaft, beim Abnehmen den Hunger in Schach zu halten. Tryptophan ist vor allem in Soja und anderen Hülsenfrüchten, aber auch in Fleisch und Käse enthalten.

Eine weitere essentielle Aminosäure ist Phenylalanin. Es steckt in Bohnen, Erbsen, Linsen, Soja, Erdnüssen und Mandeln sowie in Fisch, Fleisch und Käse. Phenylalanin aktiviert zusammen mit dem Spurenelement Jod die Schilddrüsentätigkeit. Dieses bestimmt maßgeblich den Grundumsatz. Das heißt, Sie nehmen leichter ab. Auch greift Phenylalanin direkt in den Fettstoffwechsel ein, da es die Vorstufe der beiden Nebennierenmarkshormone Adrenalin und Noradrenalin ist. Beide Hormone wiederum aktivieren die Freisetzung von körpereigenen Fettreserven.

Damit das Körperfett tatsächlich schmilzt, bedarf es eines weiteren Proteins: Carnitin. Es hat die Aufgabe, die freien Fettsäuren innerhalb der Zelle in die körpereigenen fettverbrennenden Heizöfchen, die Mitochondrien, zu transportieren. Hier können die Fette dann zu Energie verbrannt werden. Carnitin vermindert das Hungergefühl und hilft Ihnen damit beim Abnehmen.

Direkt enthalten ist es in Fleisch, aber auch in Äpfeln, Birnen, Pfirsichen, Spargel, Erbsen, Reis und Avocados. Es kann zudem aus Methionin und Lysin synthetisiert werden. Diese Aminosäuren sind in Hülsenfrüchten, Fleisch, Fisch und Käse zu finden.

Denken Sie daran, daß Fleisch, Fisch und Milchprodukte zwar viele Aminosäuren enthalten, aber bei zu hohen Mengen unangenehme Begleiterscheinungen haben.

Freie Radikale –
Bedrohung unserer Gesundheit

Freie Radikale spielen eine wichtige Rolle in unserem Körper. Seit einigen Jahren kristallisiert sich in den Forschungen heraus, daß sie aber, wenn im Übermaß vorhanden, viel Unheil in Ihrem Körper anrichten können.

Der Mensch – eine gigantische Chemiefabrik

Der Mensch ist eine hocheffektive Chemiefabrik, in der unzählige biochemische Reaktionen gesteuert ablaufen. Damit alle Arbeitsschritte reibungslos funktionieren, ist Sauerstoff als Energiespender unerläßlich. In jeder unserer 60 Billionen Körperzellen geschieht ständig ein Wunder, da all diese Vorgänge exakt wie in einem komplizierten Uhrwerk ineinandergreifen. Jede einzelne Zelle ist umgeben von einer Zellhülle, die genauestens kontrolliert, wer oder was die Zelle betreten und verlassen darf. Im Zellinneren gibt es eine Vielzahl von Abteilungen, die gut übereinander informiert sein müssen. Nur dann können sie optimal zusammenarbeiten. So ist die Eiweißabteilung verantwortlich für den Stoffwechsel von kleinsten Eiweißstrukturen. Die Exportabteilung schickt Arbeitsmaterial zu anderen Abteilungen. Der Chef der Chemiefabrik ist der Zellkern. Er beinhaltet die Erbinformation.

Freie Radikale: In normaler Anzahl notwendige Hilfe, zu viele bedrohen Ihre Gesundheit

Heizkraftwerke erzeugen die notwendige Energie. Damit alle Mitarbeiter in einer angenehmen, stets konstanten Temperatur von etwa 37 Grad Celsius Höchstleistungen vollbringen können, existieren in jeder Zelle des Menschen bis zu 2000 Heizkraftwerke. Diese Heizkraftwerke, in der Medizin Mitochondrien genannt, erzeugen 90 Prozent unserer Energie durch Verwendung von Sauerstoff. Bei diesem Vorgang entstehen freie Radikale. Eine bestimmte Anzahl von freien Radikalen ist vom Körper vorgesehen und völlig normal. Sie helfen beispielsweise bei der Zerstörung von Viren und anderen »Angreifern«. Um diese Funktion effektiv erfüllen zu können, sind sie hochaggressiv. Nur wenn mehr freie Radikale produziert werden als vorgesehen, gerät das Gleichgewicht aus der Balance. Das Zuviel beginnt Körperzellen von außen und innen zu zerstören. Das kann so weit gehen, daß sogar das Erbgut der Zellen angegriffen wird. Dadurch mindert sich die Qualität der Zellerneuerung, was uns früher alt und krank werden läßt. Immer mehr Wissenschaftler sind der Meinung, freie Radikale seien sogar einer der Hauptgründe für das Altern.

Antioxidantien als Friedenstruppe

Bei den freien Radikalen handelt es sich eigentlich um völlig normale Stoffwechselprodukte. Sie sind zunächst also nicht schädlich. Die Natur hat es wunderbar eingerichtet, daß sogenannte Antioxidantien ein Übermaß an freien Radikalen auffangen. Antioxidantien sind Vitamine, Enzyme, Mineralien,

Zu viele freie Radikale einerseits, zu wenig Mikronährstoffe andererseits gefährden die Zellerneuerung

Spurenelemente und sekundäre Pflanzenstoffe. Sie sind in unserem Körper eine Art Friedenstruppe mit dem Ziel, die überzähligen freien Radikalen unschädlich zu machen. Je größer diese Friedenstruppe, um so größerer Überschüsse kann sie Herr werden. Dazu muß unser Körper in Hochform sein. Sie benötigen also eine Nahrung, die möglichst viele der Radikale fangenden Nährstoffe enthält. Fehlt nur eine dieser Substanzen, können die beschriebenen Vorgänge nur unvollständig ablaufen.

Achtung: Gefahr!
Immer größere Kluft zwischen freien Radikalen und Vitaminen

Durch Streß, Umweltbelastung, Elektrosmog, chronische Erkrankungen, Tabakkonsum, Dauerverspannungen, durch die der Muskel übersäuert, oder auch anaerobes Training, bei dem die Zellen im Sauerstoffdefizit Energie erzeugen müssen, werden zu viele freie Radikale produziert. Andererseits ist die Vitamin- und Nährstoffversorgung durch die heutige Lebens- und Ernährungsweise nicht mehr sichergestellt. Das heißt, die Waage befindet sich nicht mehr im Gleichgewicht, da das Verhältnis zwischen den zu vernichtenden freien Radikalen und den Radikalfängern heute nicht mehr gegeben ist. Es kommt also darauf an, möglichst viele dieser Stoffe mit der Nahrung aufzunehmen.

Oxidativer Streß ist meßbar

Die Belastung des Körpers mit freien Radikalen kann gemessen werden. Fragen Sie Ihren Arzt.

Vitamine und Co – leichter leben mit Mikronährstoffen

Vitamine, Mineralstoffe und Spurenelemente, deren vielfältige Funktionen für unsere Gesundheit heute bekannt sind, sowie vermutete 20000 weitere bisher größtenteils nicht identifizierte Pflanzeninhaltsstoffe sind Zauberstoffe für ein langes Leben in bestmöglicher Verfassung. Sie sind hochwirksam, haben aber keine Nebenwirkungen wie Medikamente.
Sie heilen und beugen Krankheiten vor. Sie sind die Medizin der Zukunft.

Vitamine und Mineralstoffe: unser Lebenselixier

Lebenswichtige Vitamine werden durch Pflanzen gebildet und in geringerem Maße in Ihrem Körper hergestellt. Mineralstoffe und Spurenelemente werden über den Boden aufgenommen und durch die Nahrung

Wählen Sie frische Lebensmittel aus gutem Anbau

an den Menschen weitergegeben. Doch die Böden heutzutage sind ausgelaugt. Die guten Inhaltsstoffe, die Mikronährstoffe von Obst, Salat und Gemüse nehmen ab. So enthält ein geschälter Apfel beispielsweise heutzutage nur noch um die fünf Milligramm Vitamin C. Was noch in der Nahrung vorhanden ist, zerstören wir durch Lagern, Kochen, Braten. Wer sein Gemüse kocht, verschenkt mehr als die Hälfte des Vitamin-C-Gehalts zum Beispiel von Paprika oder Brokkoli. An einen guten Koch stellen wir gewöhnlich kulinarische Anforderungen. Doch verdient er diese Auszeichnung im Grunde erst dann, wenn er bei der Zubereitung köstlicher Menüs Mineralstoffe und Vitamine

schont. Sträflich ist es somit, das Kochwasser einfach weg-
zugießen. Denn dieses enthält viele der wertvollen Stoffe.

So treffen Sie Ihre Auswahl

Schon ein Nährstoffmangel von 10 bis 25 Prozent schränkt
die Stoffwechselaktivität unseres gesamten Organismus um
bis zu 50 Prozent ein. So wundert es nicht, wenn besondere
Belastungen wie eine Schwangerschaft oder das Wachstum
von Kindern und Jugendlichen, zuviel Streß oder sportliche
Betätigung zum Auslöser von Krankheiten werden. Also
was tun?
Eine Antwort ist: Achten Sie bei der Zusammenstellung
Ihrer Nahrung auf Vielfalt und Inhaltsstoffe. Verschaffen
Sie sich mit Hilfe der folgenden spannenden Zusammenhänge den Überblick, um Ihre optimale Auswahl zu treffen.

Beta-Carotin: Hasen brauchen keine Brille

Was der Volksmund so dahinsagt und in den berühmten
»Häschen-Witzen« untergebracht hat, läßt sich wissenschaftlich erklären. Karotten enthalten viel Beta-Carotin,
die wirksamste Vitamin-A-Vorstufe. Dieses wiederum ist
gut für Ihre Augen. Anzeichen für einen Vitamin-A-Mangel sind trockene Haut, erhöhte Infektionsanfälligkeit, Ei-
senmangel, herabgesetzte Fruchtbarkeit, Wachstumsbeein-
trächtigungen, Sehstörungen – vor allem in Dämmerung
und Dunkelheit.

Zwei Möhren am Tag

Um Ihren Tagesbedarf bei bestehender Gesundheit zu decken, genügen sechs Milligramm Beta-Carotin. Soviel steckt in zwei geriebenen Möhren. Gute Lieferanten sind auch Spinat, Grünkohl, Brokkoli, Petersilie, Melonen, Kartoffeln und Mangos. Ein kleiner Spritzer Öl oder ein paar Nüsse unterstützen die Verwertbarkeit.

Während der Mensch Vitamin A überdosieren und damit seiner Gesundheit schaden kann, besteht dieses Risiko bei den Vorstufen nicht. Beta-Carotin beugt zahlreichen Erkrankungen vor beziehungsweise beschleunigt deren Heilungsprozeß. Das gilt insbesondere für Herzinfarkt, Arteriosklerose und Infektionskrankheiten. Beta-Carotin erleichtert Ihr Abnehmen, weil es den Stoffwechsel anregt, und zählt zu den wichtigsten Radikalfängern. Außerdem verlangsamt es Ihren Alterungsprozeß. Sie werden seltener krank, haben weniger Falten und leben länger.

Vitamin D: Für starke Knochen und schöne Zähne

Das Besondere dieses Stoffs: Bei entsprechender Sonnenbestrahlung können wir ihn selbst herstellen. Für eine ausreichende Versorgung mit Vitamin D genügt es, wenn Sie Hände und Gesicht täglich 15 bis 30 Minuten lang der Sonne aussetzen. Das ist keine Frage von gutem Wetter. Selbst bei bewölktem Himmel kommt die Sonne noch bis zu 80 Prozent durch. Sonnenstudios können Ersatz sein, allerdings sollten Sie diese nur in der dunklen Jahreszeit nutzen. Das fettlösliche Vitamin wird in der Leber gespeichert und über die Nieren wieder ausgeschieden.

Avocados gegen Knochenschwund

Vitamin D ist wichtig für den Knochen- und Zahnaufbau, die Erhaltung der Knochendichte im Alter, den Alterungsschutz und die Stärkung des Immunsystems.

Wer täglich eine Avocado ißt und zehn Minuten an die frische Luft geht, ist gut versorgt. Sesamöl, Butter, Fisch und Milchprodukte enthalten ebenfalls viel von diesem Vitamin. Aber Vorsicht: 100 Gramm Lachs etwa bringen 16 Mikrogramm Vitamin D auf den Teller. Dabei brauchen wir täglich höchstens fünf bis zehn Mikrogramm. Und das fettlösliche »D« kann überdosiert werden. Erhöhte Kalziumwerte im Blut sowie verkalkte Nieren und Gefäße können die Folge sein.

Vitamin E: gegen Falten und vorzeitiges Altern

Vitamin E gilt als Jungbrunnen. Es ist das wichtigste fettlösliche Vitamin und der effektivste Radikalfänger, sorgt für glatte Haut und straffes Bindegewebe. Es schützt alle fettähnlichen Substanzen im Körper, darunter Zellmembrane sowie die Hormone der Hirnanhangdrüse. Vitamin E wird häufig als Zusatz von Margarine und Butter genutzt, um ein Ranzigwerden zu unterbinden. Genau das bewirkt es auch in Ihrem Körper. Es verhindert, daß Sie vorschnell alt und faltig werden.

Um die Wirkung von »E« zu optimieren, sollten Sie auf eine ausreichende Zufuhr von Vitamin C und Selen achten. Dabei wird Vitamin E aus natürlicher Herkunft im Körper sehr viel besser verwertet als synthetisch hergestelltes. Diese Tatsache, die für »E« wissenschaftlich bewiesen ist, gilt für alle anderen Vitamine ebenfalls.

Sonnenblumenkerne für gestreßte Büromenschen

Als gute Vitamin-E-Quellen gelten Weizenkeimöl, Sonnenblumenkerne und Nüsse, Schwarzwurzeln, Avocado, Fenchel und Grünkohl. 200 bis 400 Milligramm von dem »Jungbrunnen« sollten Sie täglich zu sich nehmen.
Vitamin E ist unverzichtbar für alle gestreßten und beruflich aktiven Menschen, ebenso für Raucher und Sportler.
»E« gemeinsam mit »C« wehrt den Angriff von freien Radikalen auf Zellen und Gewebe ab. Vitamin E stabilisiert
das Immunsystem und fördert somit auch den Heilungsver-
lauf von akuten und chronisch entzündlichen Erkrankungen. Es schützt vor Arterienverkalkung und wird therapeu-
tisch bei Hauterkrankungen, bei Krebs, insbesondere der
Brust und der Lungen, bei Diabetes und bei der Alzheimer-
Erkrankung eingesetzt.

Vitamin K: unersetzlich für die Blutgerinnung

Ihr Körper braucht »K« für viele lebenswichtige Funktionen. So wird dieses Vitamin bei der Herstellung mehrerer
Blutgerinnungsfaktoren benötigt. Es ist am Knochenstoff-
wechsel beteiligt, unterstützt Ihre Nierentätigkeit, wirkt
vorbeugend gegen Krebs und festigt Ihr Bindegewebe.
Empfehlenswert sind 60 bis 150 Mikrogramm täglich.

Grüne Pflanzen für unser Blut

Während es in der wissenschaftlichen Literatur keinen Hin-
weis darauf gibt, daß Vitamin K überdosiert werden kann,
ist eine Unterversorgung leicht möglich. Diese wird begünstigt durch Leberschäden, Alkoholmißbrauch, chronisch

entzündliche Darmerkrankungen und die Einnahme sogenannter Breitband-Antibiotika.

Gute Lieferanten von Vitamin K sind grüne Pflanzen, Rosenkohl, Kohlrabi, Haferflocken, Naturreis und Milchprodukte. So stecken in 100 Gramm Spinat 415 Mikrogramm dieses Vitamins, in derselben Menge Grünkohl 125.

Vitamin C – das Supervitamin

Was hat der Mensch mit dem Meerschweinchen gemeinsam? Beiden ging im Laufe der Evolution die Fähigkeit verloren, selbst Vitamin C herzustellen. Uns fehlt ein Enzym (L-Gluconolacton-Oxidase), das dieses wichtige Vitamin aus einfachem Zucker aufbaut. Im Tierreich dagegen ist es keine Besonderheit, daß der eigene Organismus bis zu 15000 Milligramm dieses Vitalstoffs am Tag selbst produziert. Aus dieser Tatsache leiten einige Wissenschaftler ihre Empfehlungen für den täglichen Bedarf des Menschen ab, allen voran die Orthomolekular-Mediziner. Der Begründer dieser medizinischen Richtung, der amerikanische Biochemiker und zweifache Nobelpreisträger Linus Pauling, tritt für eine tägliche Zufuhr von bis zu 18000 mg ein. Für Gesunde reichen 1000 bis 5000 mg völlig aus, um Krankheiten vorzubeugen. Aber eben lange nicht 100 bis 125 mg, wie oftmals empfohlen. Dies verhindert zwar schwerere Krankheitsbilder. Das weitverbreitete Zahnfleischbluten beispielsweise weist allerdings häufig auf eine ständige Unterversorgung an Vitamin C hin, da die Gefäßwände nicht optimal repariert werden.

Vitamin C ist das absolut wichtigste aller Vitamine. Es ist allein an 500 verschiedenen Stoffwechselvorgängen beteiligt und potenziert seine Wirkung zusammen mit Vitamin E.

BioTUNING Spezial:
Nikotin und Zucker sind Vitamin-C-Räuber

Trinken Sie viel Kaffee, gehören Sie zu den Naschkatzen oder rauchen Sie? Dann ist Ihr Vitamin-C-Bedarf drastisch erhöht. Denn Koffein, Nikotin, weißer Zucker und Weißmehlprodukte sind wahre Vitamin-C-Räuber.

Wenn Sie gerne Süßes mögen, versuchen Sie doch mal Rosinen, Datteln oder anderes Trockenobst oder schwelgen Sie in kaltgeschleudertem Honig. Sie alle haben diese unangenehme Eigenschaft nicht, Ihren ohnehin knappen Vitamin-C-Vorrat noch weiter zu verringern.

Skorbut – die klassische und bekannteste Vitamin-C-Mangelkrankheit

Die Erforschung des Vitamin C reicht weit zurück. Bekannt sind die durch den Mangel an diesem Vitalstoff ausgelösten Skorbutepidemien nach Kreuzzügen, Schiffsexpeditionen und Entdeckungsfahrten in früheren Zeiten. Allerdings ist der wissenschaftliche Nachweis über einen Zusammenhang zwischen Skorbut, an dem die Menschen starben, und Vitamin-C-Mangel erst im 20. Jahrhundert gelungen. Im Jahre 1928 fand ein ungarischer Biochemiker das Vitamin C und stellte es chemisch dar. Es bekam den Namen Ascorbinsäure. Für diese Forschungen wurde der Wissenschaftler 1937 mit dem Nobelpreis für Medizin und Physiologie ausgezeichnet.

Der Schutzmann für Ihr Immunsystem

Vitamin C stabilisiert das Immunsystem und kann somit vor zahlreichen Erkrankungen schützen – vor Schnupfen bis auch vor Krebs. Sie haben richtig gelesen, bis zum Krebs! Dieses Dachvitamin unterstützt den Heilungsprozeß bei Herz-Kreislauf-Erkrankungen und beugt diesen auch vor. Eine weitere tolle Nachricht! Es sorgt dafür, daß Ihre verstopften Gefäße wieder frei werden. Das Gesamtcholesterin in Ihrem Blut wird gesenkt und das »gute« HDL-Cholesterin erhöht. Bei Fettstoffwechselstörungen, Diabetes, Bluthochdruck, grauem Star, Knochenschwund und Wundheilungsstörungen wirkt das Schutzvitamin präventiv und heilungsfördernd.

Die gute Nachricht für alle Diätgeplagten

Vitamin C beschleunigt Ihren Fettabbau und sorgt für straffes Bindegewebe, weil der Aufbau von Kollagen-Fasern unterstützt wird. Deswegen werden Ihre Gefäßwände auch hervorragend repariert, wenn Ihre Vitamin-C-Speicher voll sind. Die häßliche Cellulitis bei Frauen geht zurück. Dieser wunderbare Stoff verzögert außerdem Ihren Alterungsprozeß und senkt den Blutdruck. Und schließlich hat »C« sogar noch einen guten Einfluß auf Ihre Stimmung.

Petersilie ist ein Vitamin-C-Bündel

Wieder geben Obst und Gemüse uns den kräftigsten Vitamin-C-Kick. So stecken in 100 Gramm Petersilie 160 Milligramm davon, in rotem Paprika 139 Milligramm und in schwarzen Johannisbeeren 180 Milligramm. Auch in Zitrusfrüchten, Kartoffeln, Kiwi, Grünkohl und sogar im Fleisch findet sich Vitamin C. In letzterem jedoch in unzureichender Menge.

Da Sie nicht stiegenweise Orangen essen können, sollten Sie Vitamin C nahrungsergänzend zuführen.

Vitamin B1: eine Wohltat für die Nerven

Von diesem Nervenvitamin brauchen Sie ständig Nachschub. Denn der Körper ist nicht in der Lage, das wasserlösliche Vitamin in größeren Mengen zu speichern. Wer zu wenig davon hat, leidet nicht selten unter Erschöpfung und Müdigkeit, kann andererseits nachts nicht schlafen.

Aktivieren Sie Ihr Glückshormon

Vitamin B1, auch Thiamin genannt, übernimmt wichtige Aufgaben im Nervenstoffwechsel. So ist die Substanz unter anderem notwendig für die Übermittlung von Nervenimpulsen und den Aufbau von wichtigen Nervenbotenstoffen im Gehirn, zum Beispiel dem als Glückshormon bekannten Serotonin.

Ein extremes Defizit an »B1« ist nicht mehr nur eine Frage von guter oder schlechter Laune, sondern kann sogar zum Tod führen. Die Beriberi-Krankheit, die es auch heutzutage noch in Entwicklungsländern gibt, geht einher mit Atemnot, Schwindel, Herzschmerzen und einem hohen Pulsschlag.

Vitaminmangel durch zuviel Weißmehl

Essen Sie vor allem Weißmehl, polierten Reis und trinken Sie große Mengen Alkohol? Dann dürfen Sie sich über Übellaunigkeit nicht wundern. Sie könnte am B1-Mangel liegen. Weizenkeime, Sojabohnen, Bierhefe, Vollkornreis, Sonnenblumenkerne und Vollkornbrot dagegen sorgen für Nachschub. Vitamin B1 stärkt das Immunsystem und unterstützt den Heilungsprozeß bei Darmerkrankungen. Eine hilfreiche Rolle spielt es bei der Schmerzlinderung – bei Kopfschmerz zum Beispiel.

Vitamin B2: der Motor für den Organismus

Vitamin B2, auch Riboflavin genannt, ist für das geregelte Zellwachstum bei Mensch und Tier unverzichtbar. Vitamin B2 beschleunigt als Coenzym zusammen mit zirka 40 anderen Enzymen den Stoffwechselprozeß innerhalb der Zellen. Es reguliert die Atmung, ist wichtig für die Muskelbildung durch Sport und ebenfalls ein wichtiger Radikalfänger.
B2 ist wie ein Motor für den menschlichen Organismus, der Ihren Stoffwechsel ankurbelt und die Schilddrüse bei ihrer Arbeit unterstützt. Riboflavin hilft Ihrer Leber bei der Entgiftung. Es wird gegen Stimmungsschwankungen und Migräne eingesetzt, da eine belgische Studie aus dem Jahr 1998 gezeigt hat, daß 59 Prozent der untersuchten Migräne-Patienten unter einem massiven Mangel an diesem Vitamin litten.

Mandeln: wie eine Vitamin-B2-Spritze

Spitzenreiter unter den B2-Lieferanten sind Mandeln, Vollkorn, Sesam und Sonnenblumenkerne. Auch in Milch und Milchprodukten steckt reichlich von der Substanz, ebenso in Fleisch. Doch Achtung beim Einkaufen: Licht zerstört Riboflavin. Sie sollten deshalb Nahrungsmittel, die B2 enthalten, nur lichtgeschützt verpackt, einkaufen.

Vitamin B3: Schönheitsmittel für Haut und Haare

Dieses Vitamin, auch Niacin genannt, ist unerläßlich zum Aufbau bestimmter Eiweiße, die Reparaturen im Zellkern vornehmen. Die permanenten Reparaturmaßnahmen wiederum sind wichtig, weil es in den genetischen Informationen ständig zu Unfällen kommt.

Vitamin B3 beeinflußt Ihren Cholesterin-Spiegel zum Guten, wirkt sich positiv auf Ihren Blutdruck aus und senkt das Risiko, einen Schlaganfall oder Herzinfarkt zu erleiden. »B3« gehört zu den wasserlöslichen Vitaminen. Der Stoff für Haut, Nerven und den Darm kommt in Lebensmitteln in zwei natürlichen Formen vor: als Nicotinsäure und als Nicotinsäureamid. Letzteres tut der Gesundheit besonders gut. Deshalb enthalten hochwertige Nahrungsergänzungsmittel ausschließlich Nicotinsäureamid.

Nehmen Sie zu wenig »B3« zu sich, hilft der Körper sich auf tückische Weise selbst. Er zapft an Ihrem Tryptophan, einer Aminosäure, die in der Leber und Niere zu Nicotinsäureamid umgewandelt wird. Tryptophan sorgt für seelisches Gleichgewicht und einen guten Schlaf. Essen Sie also zu wenig »B3«, kommt es leicht zu Schlafstörungen, depressiven Verstimmungen und Unausgeglichenheit. Erdnüsse sind zwar Kalorienbomben. Aber sie haben auch ihr Gutes. Sie sind nämlich hervorragende Quellen, um den »B3«-Bedarf zu decken. Weizenkleie, Champignons, Fleisch, Thunfisch, Makrelen und Sojabohnen können auch gut mithalten.

Vitamin B5: Schützenhilfe für die schlanke Linie, das Denken und die Laune

Pantothensäure, als Vitamin B5 bekannt, wird im Körper sofort zu dem bekannten Coenzym A verwandelt. Dieses baut Kohlenhydrate und Fette in Energie um. B5 ist deshalb ein Schlankheitsvitamin.

Es hat noch einige andere, ausgesprochen nette Eigenschaften. Dieser Mikronährstoff sorgt für gute Laune, Streßresistenz sowie für eine hohe Hirnleistungsfähigkeit.

Haben Sie zuwenig Vitamin B5, kommt es leicht zu Müdigkeit, zu Konzentrations- und Lernstörungen. Ein untrügliches Zeichen sind auch brennende und kribbelnde Füße, bekannt als »burning feet«. Das Gefühl kommt zustande, weil bei einem Mangel die Schutzschicht der Nerven nicht ausreichend gebildet werden kann. Diese wird immer dünner, bis Sie auf den »Nerven laufen«.

Körpereigenes Cortison

Pantothensäure ist ein Entzündungshemmer, weil sie die Aktivität der Nebennierenrinden anregt. Das gilt besonders für die Bildung des körpereigenen Cortisons, das Entzündungen entgegenwirkt. Das körpereigene Cortison ist zudem hilfreich, um den Alltag leichter zu bewältigen.

Viel von dem guten »B5« steckt in Mungobohnen, Waldpilzen, Linsen, Brokkoli, Champignons, Weizenkleie, Naturreis und Vollkorn.

Vitamin B6: Cellulitis-Killer

Für Frauen kann das Vitamin wahrlich ein Segen sein. Durch »B6«, Pyridoxin genannt, geht die Kollagen-Vernetzung besser vonstatten, was sich straffend auf das Bindegewebe auswirkt. Hauptaufgabe des Vitamins ist der Aufbau aller körpereigenen Eiweiße. B6 stärkt das Immunsystem, trägt zur Bildung von Muskeln bei und ist wichtig für einen konstanten Blutzuckerspiegel. Große Bedeutung kommt diesem B-Vitamin auch für die Nerven zu.

Warum Kaffee und Fleisch schlecht für die Laune sind

Durch einseitige, unausgewogene Ernährung mit zuviel Kaffee, Alkohol, Fleisch, Fisch und Wurst kann es leicht zu einem Mangel an diesem wertvollen Vitamin kommen. Das schlägt auf die Laune. Überfordern wir unseren Körper etwa mit zuviel, vor allem tierischem Eiweiß, verbraucht er zum Verstoffwechseln große Mengen dieses Vitamins. Auch Depressionen, Angstzustände, Schlaflosigkeit, Kopfschmerzen, Blutarmut oder juckende, rote Haut sind Zeichen für einen Mangelzustand.

Reparatur-Vitamin für Zellschäden

B6 ist verantwortlich dafür, daß Zellwachstum und Zellteilung gesund vonstatten gehen. Es wird bei der Bildung der roten Blutkörperchen gebraucht, und die wiederum sind wichtig für den Sauerstofftransport im Blut. Je mehr Sauerstoff transportiert wird, umso besser ist jede Zelle mit Sauerstoff versorgt. Vollkornbrot, Bananen, Sojabohnen, Walnüsse, Kartoffeln und Linsen wirken wie ein B6-Schub.

Vitamin B7: hilft gegen Glatzenbildung

B7 wirkt wie ein Schönheitselixier für Haut, Haare und Nägel. Denn der hohe Schwefelanteil dieser Substanz sorgt für einen öligen Schutz. Aber Biotin, wie dieses Vitamin auch genannt wird, tut noch mehr für unser Äußeres. Es wirkt Haarausfall entgegen und beschleunigt die Gewichtsreduktion.
Biotin ist aber nicht nur für unsere Schönheit da. Es ist wichtig für ein optimales Zellwachstum, reguliert und kontrolliert den Blutzuckerspiegel. Verabreicht man Diabetikern mehr als 15 Milligramm B7 am Tag, bessert sich deren Gesundheitszustand deutlich. Heranwachsende brauchen die Substanz für ihre geistige und seelische Entwicklung.
Sojasprossen, Bierhefe, Weizenkleie, Haferflocken, Avocados, gekochte Eier und Walnüsse zählen zu den hervorragenden Lieferanten.

Vitamin B9: Wellnesspackung für das menschliche Gemüt

Sein guter Einfluß auf unser Gemüt ist die herausragendste Eigenschaft von Vitamin B9, besser bekannt als Folsäure. Sie fördert die Bildung von Noradrenalin und Serotonin und produziert auf diese Weise quasi Glücksgefühle im Körper. Überspitzt könnte man sagen: Mit B9 essen Sie Ihr Glück. Bei psychisch kranken Menschen wurde häufig ein niedriger Folsäurewert im Blut festgestellt.
Das Vitamin ist wichtig für das Gedächtnis, für gutes Konzentrationsvermögen, Leistungsfähigkeit und gesunden Schlaf. Es wirkt Ängsten, Depressionen und neurologischen Störungen entgegen.

Unentbehrlich für Schwangerschaft und Fötus

Unverzichtbar ist die Folsäure für die gesunde Entwicklung des zentralen Nervensystems eines Fötus, weshalb Ärzte auf die ausreichende Zufuhr bei Schwangeren achten. Folsäuremangel kann auch der Grund für ungewollte Kinderlosigkeit sein.

Gegenspieler der Arterienverkalkung

Vitamin B9 ist zuständig für die Zellteilung und Zellneubildung sowie die damit verbundene Verdoppelung der DNS. Und es gibt noch eine weitere wunderbare Eigenschaft. Das für die Gefäße gefährliche Homocystein wird durch Folsäure in die Aminosäure Methionin verwandelt und somit unschädlich gemacht. Nach neuesten Erkenntnissen gilt Homocystein als ein Hauptfaktor bei der Entstehung von Arterienverkalkung, Herzinfarkt und Schlaganfall. Rohkost ist der beste Lieferant für Folsäure, allen voran die Sojabohne. Aber auch in Vollkornbrot, Spinat, Grünkohl, Tomaten und roten Bohnen ist es enthalten.

Vitamin B12: schickt das Fett zur Verbrennung in die Heizöfen

B12 beschleunigt die Fettverbrennung. Eine ausreichende Zufuhr, die mindestens zehn Mikrogramm täglich betragen sollte, ist eine wichtige Voraussetzung, um lästigen Hüftspeck loszuwerden. Denn die Substanz fördert die Synthese von Carnitin. Bei Carnitin handelt es sich um eine Aminosäurenstruktur, die unsere Fettsäuren in die körpereigenen Heizöfen schickt. Wem es an Carnitin mangelt, kann seinen Fettspiegel im Blut nicht senken und somit auch nicht das Körpergewicht. Alle Diätbemühungen sind dann zwecklos.

Zusammen mit der Zwillingsschwester Folsäure und den Vitaminen B6 und C sorgt B12 ebenfalls dafür, daß der Arterienverkalker Homocystein unschädlich gemacht wird.

Schutzhülle für die Nervenstränge

Vitamin B12 ist beteiligt an der Neubildung von Zellen. Es kommt in allen Nervenzellen vor und spielt beim Aufbau der Schutzhülle sämtlicher Nervenstränge – auch in Rückenmark und Gehirn – eine Rolle. Suchen Sie einen exzellenten Stoff für Gehirn und Nerven, für Kreativität und gute Laune, sind Sie mit B12 gut bedient. Dieser Vitalstoff stärkt das Immunsystem, sorgt für Wachstum und Aufbau von roten Blutkörperchen, tut Knochen und Muskeln gut. Der begehrte Stoff für all das steckt vor allem in Fleisch, aber auch in Sauerkraut, Sesam, Sanddornfrüchten, Seelachs, Rotbarsch, Camembert und Magerquark.

Mineralstoffe schützen Ihre Gesundheit

Mineralstoffe, auch Elektrolyte genannt, sind wichtige Bausteine für Fette, Eiweiße und Kohlenhydrate und halten den Säure-Basen-Haushalt aufrecht. Sie beeinflussen alle Stoffwechselvorgänge und sind unverzichtbar für unsere Knochen und Zähne. Ganz besondere Aufgaben kommen Magnesium, Kalium, Kalzium, Zink und Selen zu. Pflanzen holen sich die Mineralstoffe aus dem Boden und bauen sie in ihre Struktur ein. In dieser Kombination mit den sekundären Pflanzenstoffen sollten wir sie auch zu uns nehmen, denn so kann unser Körper sie am besten verwenden.

Magnesium: der Stoff der inneren und äußeren Ruhe

Nicht jedem sind von Natur aus Nerven wie Drahtseile vergönnt. Aber auch die weniger begünstigten Charaktere müssen sich nicht tatenlos in ihr Schicksal fügen. Magnesium heißt das Zaubermittel, das für Gelassenheit sorgt. Es verhindert die Freisetzung von Streßhormonen wie beispielsweise Adrenalin, das die Gefäße angreift, beschädigt und verengt. Magnesium stabilisiert die Zellmembranen. Somit haben die Streßhormone keine Chance, in Ihre Blutbahn zu gelangen. Magnesium ist ein Anti-Streß-Mittel, reguliert die Funktionen des zentralen Nervensystems und sorgt so für Ruhe und Gelassenheit.

Treibstoff für geschmeidige Muskeln

Sehr beliebt ist Magnesium unter Sportlern. Es dient den Muskeln als Treibstoff, damit Sie Ihr Bewegungsprogramm mit geschmeidigem Körper absolvieren können. Wenn Sie nachts unter Muskelkrämpfen leiden, sollten Sie Ihren Magnesiumspiegel bestimmen lassen. Denn Krämpfe weisen häufig auf einen Mangel hin. Magnesium entspannt Ihre Muskulatur und sorgt so für »äußere« Ruhe.

Mehr Stoffwechselaktivität gefällig?

Magnesium aktiviert mehr als 300 Enzyme und kurbelt damit Ihren Stoffwechsel an. Es ist am Aufbau des körpereigenen Eiweißes sowie an der Zellteilung beteiligt, spielt eine Schlüsselrolle für das reibungslose Funktionieren des Herz-Kreislaufsystems, erweitert die Gefäße und verbessert somit die Sauerstoffversorgung der Organe – insbesondere des Herzens. Der Herzmuskel kann gar nicht genug Sauerstoff bekommen, damit seine Arbeit im aeroben Bereich sichergestellt ist. Die Übersäuerung Ihres wichtigsten Muskels, die zum Krampf führen kann, ist ein Grund des plötzlichen Sportlerherzinfarktes, der oft schon in jungen Jahren ansonsten kerngesunde, aktive Menschen ereilt.

Therapiestandard bei Herz-Kreislauf-Erkrankungen

Die Behandlung von Herz-Kreislauf-Erkrankungen mit Magnesium gehört längst zur Selbstverständlichkeit. Allerdings wird oft übersehen, daß es seine Wirkung nur optimal entfalten kann, wenn es in der richtigen Mischung mit Kalium ergänzt wird. Das Elektrolyt wird auch erfolgreich bei

Migräne, nervösen Störungen und Depressionen eingesetzt. Der tägliche Bedarf bewegt sich zwischen 200 und 500 mg. Essen Sie reichlich Sojaprodukte. Denn sie enthalten viel von dem Stoff, der für Ihre Ruhe und Entspannung sorgt. Auch unpolierter Reis, Gerste, Sonnenblumenkerne, Weizenvollkornbrot, grünes Gemüse, Nüsse und Linsen sind gute Magnesium-Lieferanten.

Kalium gegen Müdigkeit

Kalium unterstützt Herz und Muskeln bei ihrer Arbeit. Bei einem Mangel kommt es zum Absinken des Blutdrucks und des Blutzuckers. Dies ist mit Antriebslosigkeit, Müdigkeit und Stimmungsschwankungen verbunden. Auch Verstopfung, Muskelschwäche und Herzrhythmusstörungen können auf ein Kalium-Defizit zurückgehen, da die Reizleitung im Herzen wie auch in der übrigen Muskulatur bei einer zu geringen Zufuhr dieses Stoffes schlecht funktioniert.

Schwemmt Wasser aus den Beinen

Gemeinsam mit Natrium regelt Kalium den Wasserhaushalt jeder einzelnen Körperzelle. Leiden Sie unter geschwollenen Beinen oder Händen, kann das daran liegen, daß Ihren Zellen zu wenig Kalium zur Verfügung steht. Essen Sie viel pflanzliche Lebensmittel. In Obst, Salat und Gemüse steckt reichlich von diesem Elektrolyt. Auch hier führt Soja die Hitliste an. Aber ebenfalls mit weißen Bohnen, Linsen, Orangen, Bananen und Spinat sind Sie gut versorgt.

Kalzium-Mangel geht an die Knochen

Warum das so ist? Kalzium hat einige lebenswichtige Aufgaben. Es ist unentbehrlich für eine optimale Blutgerinnung, für die reibungslose Funktion der Skelett- und Herzmuskulatur, für die Reizübertragung zwischen den Nervenzellen, für gesunde Zähne und Knochen. Diese Aufgaben bewältigt Kalzium auch nicht allein, es braucht die Hilfe von Magnesium und Kalium. Dies ist der Grund, weshalb es bei Nahrungsergänzungsmitteln nicht sinnvoll ist, nur eine dieser Substanzen isoliert zu nehmen. Auf die richtige Kombination kommt es an.

Weil Kalzium auch für lebenserhaltende Stoffwechselvorgänge wie die Entsäuerung und die Zellteilung mitverantwortlich ist, holt sich der Körper in Zeiten erhöhten Bedarfs sein Kalzium aus den Knochen. Dort befinden sich 99 Prozent dieses Stoffes. Der Organismus opfert sozusagen weniger wichtige Organe – in diesem Fall das Skelett –, um überleben zu können. So kann leicht Osteoporose entstehen, wenn über längere Zeit nicht ausreichend Kalzium zur Verfügung steht. Entweder weil nicht genug über die Nahrung aufgenommen wird oder der Verbrauch höher ist. Der Tagesbedarf liegt zwischen 800 bis 1200 mg. Sojaprodukte, Obst und Gemüse, vor allem Grünkohl, Zitrusfrüchte, Fenchel und Brokkoli, sind wertvolle Lieferanten.

Fraglicher Nutzen von Milchprodukten

Milchprodukte enthalten zwar viel von dem Mineral, doch andererseits entzieht der hohe Eiweißgehalt von Milchprodukten dem Körper, wie bereits beschrieben, Kalzium, um die drohende Übersäuerung unter Kontrolle zu halten.

Zink: klein aber fein

Nur zwei bis drei Gramm dieses Spurenelements befinden sich in unserem Körper. Doch seine Wirkungsweisen und Aufgaben sind außergewöhnlich. So ist dieses Element an mehr als 200 enzymatischen Vorgängen beteiligt.

Repariert die Zellen

Auch auf Zink können wir nicht verzichten. Wir brauchen es zum Aufbau von körpereigenem Eiweiß, für den Fettstoffwechsel und für die Freisetzung von Nervenbotenstoffen. Außerdem stabilisiert Zink jede einzelne Zellwand, so daß eine optimale Versorgung und Entsorgung der einzelnen Zelle gewährleistet ist. Zink ist notwendig für Reparaturarbeiten am Zellkern. Ohne Zink kann Vitamin A aus der Leber nicht verfügbar gemacht werden, und auch beim Abbau von Alkohol übernimmt dieses Element eine zentrale Funktion.

Vitamin A und Zink arbeiten eng zusammen. Ein Zinkmangel geht daher oft mit einem gleichzeitigen Vitamin-A-Mangel einher. Menschen, die regelmäßig Alkohol trinken,

BioTUNING Spezial:
schonend zubereiten

Schütten Sie bei der Zubereitung von Gemüse das Kochwasser nicht achtlos weg. Denn darin stecken jede Menge Mineralien und auch Vitamine. Benutzen Sie es mit püriertem Gemüse gut gewürzt als leckere, fettfreie Soße. Wässern Sie Salat und Gemüse nicht zu lange. Bei Mangold zum Beispiel reduziert sich der Kalzium-Gehalt »unter Wasser« in einer Stunde um die Hälfte.

leiden oft daran. Auch ist Zink ein überaus wichtiges Antioxidans, das bei der Neutralisation von gefährlichen freien Radikalen eine wichtige Rolle spielt.

Zink für ein intaktes Immunsystem

Leiden Sie an Haarausfall oder haben Sie Nagelwachstumsstörungen, könnte ein Zinkmangel der Grund dafür sein. Auch Störungen bei der Wundheilung weisen auf ein Defizit hin. Zink ist unerläßlich für ein funktionierendes Immunsystem. Es wird für die Abwehrzellen im Blut und zur Bildung von Antikörpern gebraucht. Es unterstützt die natürlichen Killerzellen, die stets bemüht sind, uns vor unguten Eindringlingen zu bewahren.

In Verbindung mit Mangan kümmert sich Zink hervorragend um unseren Gemütszustand. Bei psychischen Erkrankungen sollte es daher regelmäßig in Form eines Nahrungsergänzungsmittels eingenommen werden. Zink hält sich auch in der Bauchspeicheldrüse auf, wo es den Zuckerhaushalt günstig beeinflußt. Da bei Diabetikern das Zwei- bis Dreifache an Zink über die Nieren ausgeschieden wird, sollten diese Menschen zusätzlich Zink einnehmen. Um ausreichende Mengen an Wachstumshormonen bilden zu können, ist ein genügend hoher Zinkspiegel notwendig. Wachstumsstörungen und verzögerte sexuelle Entwicklungen können bei Kindern auf einen Mangel hinweisen.

Bei Mangel droht Haarausfall

Wer stets unterversorgt ist mit Zink, muß mit Haarausfall, dem Verlust von Augenbrauen und Wimpern, Akne, übermäßiger Furunkelbildung oder Impotenz rechnen. Zink ist auch hilfreich zum Schutz vor Umweltgiften. Es unterstützt die Ausscheidung von giftigen Schwermetallen, wie Blei, Cadmium und Quecksilber.

Der tägliche Bedarf schwankt je nach Belastung zwischen 5 und 25 Milligramm. Gute Lieferanten sind Roggenkeime, Weizenkeime, Vollkornweizen, Sonnenblumenkerne, Eier, Sojabohnen und Mais sowie Linsen und Erbsen.

Selen – vom Gift zum Lebenselixier

Noch in der ersten Hälfte des 20. Jahrhunderts wurde Selen als Gift klassifiziert, bis 1957 die Lebensnotwendigkeit dieses Spurenelements erkannt wurde. Zwar haben wir nur 10 bis 20 Milligramm dieses Stoffes in uns, trotzdem oder gerade deshalb ist er so wertvoll für unseren Körper.

Schutz vor gefährlichen Strahlen

Die größte Aufgabe des Selens besteht darin, den Organismus vor giftigen Substanzen zu schützen. So bildet es mit Schwermetallen wie Blei, Cadmium, das bei Rauchern häufig erhöht ist, und Quecksilber, welches in Amalgamplomben enthalten ist, Metallkomplexe, die dadurch für den Körper unschädlich sind. Das Elektrolyt schützt vor gefährlichen Strahlen und macht aggressive Sauerstoffverbindungen harmlos. Andere giftige Substanzen aus der Chemie wie FCKW und sonstige Lösungsmittel haben mit Selen weitaus weniger Chancen, Unheil anzurichten.

Die roten Blutkörperchen behütet es bei ihrem Sauerstofftransport durch die unendlich vielen Stoffwechselstraßen unserer Stadt. Dieses Element ist Bestandteil eines wichtigen Enzyms, das ebenfalls eine wesentliche Rolle als Radikalfänger spielt. Zusammen mit den anderen Antioxidantien vernichtet Selen alles, was dem Körper schaden kann.

Selen-Mangelkrankheiten sind nachgewiesen

In Gebieten mit einer Selen-Minderversorgung und daraus folgendem niedrigen Selenspiegel im Blut erkrankten mehr Menschen an Krebs und Herzleiden als üblicherweise. Folgende Erkrankungen werden darüber hinaus mit Selenmangel in Verbindung gebracht: allgemeine Abwehrschwäche, rheumatische Beschwerden, Augenerkrankungen, die Zuckerkrankheit, eine Unterfunktion der Schilddrüse. Da sich Selen als Entgiftungselement verbraucht, muß es durch ständige Zufuhr wieder ersetzt werden. Je mehr Gifte aufgenommen werden, desto höher ist der Verbrauch.

Zu empfehlen ist eine tägliche Selen-Zufuhr von 200 bis 300 Mikrogramm. Da in Deutschland aber ein Mangel an diesem Spurenelement besteht und wir durchschnittlich nur 40 bis 60 Mikrogramm zu uns nehmen, ist eine zusätzliche Nahrungsergänzung notwendig.

Gute Lieferanten für Selen sind Kokosnüsse, Pistazien, Steinpilze, Sojabohnen, Weizenvollkorn, weiße Bohnen und Hering.

Mikronährstoffe: das Resümee

Machen Sie sich keine Sorgen, wenn Sie jetzt verwirrt sind und nach einem roten Faden suchen, der Sie »eßoptimiert« durch dieses Dickicht führt. Wir möchten Ihre Sinne dafür schärfen, wie wichtig es ist, gute, frische, vollwertige und nährstoffhaltige Lebensmittel zu essen. Aber auch dafür, was Sie sonst noch tun können, damit Ihr Körper alles bekommt, was er benötigt.

Die BioTUNING MIKRONÄHRSTOFF-TABELLE
Die wichtigsten Vitamine, Mineralien und Spurenelemente

MIKRONÄHRSTOFF	MANGELERSCHEINUNGEN	BEDARF nach Dr. Bracht (abhängig vom Gesundheitszustand)
Provitamin A – Beta-Carotin	trockene Haut, Infektanfälligkeit, Eisenmangel, Kinderlosigkeit, Sehstörungen	6 – 50 mg
Vitamin D – Calciferol	Knochenerweichung, Gereiztheit, Zahnverlust, Wachstumsstörungen, Rachitis	5 – 10 µg
Vitamin E – Tocopherol	Unfruchtbarkeit, Leistungsschwäche, Verdauungsstörungen, Altersflecken, Krankheitsanfälligkeit	200 – 400 mg
Vitamin K – Phyllochinon	Zahnfleischbluten, Wundheilungsstörungen, Abgeschlagenheit, Verdauungsstörungen, Nasenbluten	60 – 150 µg
Vitamin C – Ascorbinsäure	Skorbut, Gefäßerkrankungen wie Herzinfarkt, Schlaganfall, Bluthochdruck, Wundheilungsstörungen, Depressionen, Krampfadern, Bindegewebsschwäche, Infektanfälligkeit	1 – 5 g
Vitamin B1 – Thiamin	Beriberi-Krankheit, Herzschmerzen, Atembeschwerden, Konzentrationsstörungen, Reizbarkeit	5 – 50 mg
Vitamin B2 – Riboflavin	rissige und trockene Haut, Konzentrationsstörungen, Gewichtszunahme, Kopfschmerzen, Augenbrennen	6 – 50 mg
Vitamin B3 – Niacin	Schwindel, Appetitlosigkeit, Nervosität, Abgeschlagenheit, unreine Haut	90 – 300 mg
Vitamin B5 – Pantothensäure	Lern- und Konzentrationsstörungen, brennende und kribbelnde Füße, Müdigkeit, Hautveränderungen und Haarausfall, Nervosität	30 – 500 mg

WIRKUNG	ENTHALTEN IN
verzögert Alterungsprozeß, verbessert Sehkraft, unterstützt das Abnehmen, repariert Zellschäden, wichtig für das Immunsystem	Möhren, Kartoffeln, Melonen, Mangos, Petersilie, Grünkohl, Spinat, Brokkoli
wichtig für Knochen- und Zahnaufbau, Alterungsschutz, stärkt das Immunsystem, unterstützt Entgiftungsprozesse, wichtig für das Nervensystem	Avocados, Sesamöl, Fisch, Pilzen
gegen Faltenbildung und Altern, effektivster Radikalfänger, erhöht die Potenz, schützt vor Arterienverkalkung und Krebs, stabilisiert das Immunsystem	Weizenkeimöl, Sonnenblumenkernen, Pistazien, Walnüssen, Fenchel, grünem Gemüse, Schwarzwurzeln, Avocados
wichtig für die Blutgerinnung, beteiligt am Knochenstoffwechsel, vorbeugend gegen Krebs, unterstützt die Wundheilung, verbessert die Nierentätigkeit	Tomaten, Grünkohl, Spinat, Brokkoli, Haferflocken
schützt das Immunsystem gegen Krebs und andere chronische Krankheiten, fängt freie Radikale, verlangsamt den Alterungsprozeß, stärkt das Bindegewebe	Petersilie, rotem Paprika, schwarzen Johannisbeeren, Gemüse, Salat, Zitrusfrüchten
wichtig für den Aufbau von Nervenbotenstoffen, stärkt das Nervensystem, unterstützt die Energiegewinnung aus Kohlenhydraten, verbessert den Schlaf, fördert die Kreativität	Weizenkeimen, Vollkorngetreide, Naturreis, Pistazien, Sojabohnen, Bierhefe, Vollkornreis, Vollkornbrot
beschleunigt die Zellarbeit, wichtig für die Zellatmung, unterstützt den Muskelaufbau, aktiviert den Schilddrüsenstoffwechsel, fängt freie Radikale	Getreide, Milch, Nüssen, Salat, Sesam, Sonnenblumenkernen, Milchprodukten, Fleisch
wichtig für den Eiweißstoffwechsel, repariert Zellkernschäden, senkt den Cholesterinspiegel, reguliert den Blutdruck, unterstützt den Hirnstoffwechsel	Erdnüssen, Gemüse, Makrelen, Thunfisch, Weizenkleie, Sojabohnen, Fleisch
verbessert die Hirnleistungsfähigkeit, unterstützt Kohlenhydrat-, Fett- und Eiweißstoffwechsel, fördert den Fettabbau, wird in Coenzym umgebaut, beugt entzündlichen Prozessen vor	Naturreis, Vollkorn, Weizenkleie, Mungobohnen, Waldpilzen, Linsen, Eigelb

Die wichtigsten Vitamine, Mineralien und Spurenelemente

MIKRONÄHRSTOFF	MANGELERSCHEINUNGEN	BEDARF nach Dr. Bracht (abhängig vom Gesundheitszustand)
Vitamin B6 – Pyridoxin	Depressionen, Schlafstörungen, Juckreiz, Blutarmut, Kopfschmerzen	5 – 300 mg
Vitamin B7 – Biotin	vermehrter Haarausfall, glanzlose Haare, brüchige Fingernägel, Panikattacken, unreine, trockene Haut, Antriebslosigkeit	100 – 300 µg
Vitamin B9 – Folsäure	Wachstumsstörungen, Depressionen, Arterienverkalkung, Blutarmut, Schleimhautveränderungen	0,4 – 2 mg
Vitamin B12 – Cobalamin	Immunschwäche, Blutarmut, Antriebslosigkeit, psychische Störungen, Gewichtszunahme	10 – 300 µg
Magnesium	Migräne, Depressionen, Verstopfung, Herz- und Kreislauf-Beschwerden, Stimmungsschwankungen	200 – 500 mg
Kalium	Muskelschwäche, Herzrhythmusstörungen, Müdigkeit, Wassereinlagerungen der Beine und Hände, Absinken des Blutdrucks	3 – 5 g
Kalzium	Knochenerweichung, Krämpfe, Reizbarkeit, Muskelschwäche, Infektanfälligkeit	0,8 – 1,2 g
Zink	Haarausfall, Akne, Impotenz, Blutarmut, Erschöpfungszustand	5 – 25 mg
Selen	allgemeine Abwehrschwäche, Unterfunktion der Schilddrüse, Karies, Knochenerweichung, Sehstörungen	40 – 200 µg

WIRKUNG	ENTHALTEN IN
wicht g für den Eiweißstoffwechsel, unterstützt das Immunsystem, strafft das Bindegewebe, notwendig für den Sauerstofftransport im Blut, stärkt die Nerven	Kartoffeln, Linsen, Bananen, Fisch, Vollkornbrot, Walnüssen, Sojabohnen
verbessert Haut, Haare und Nägel, beschleunigt die Gewichtsreduktion, notwendig für den Wachstumsprozeß, reguliert den Blutzuckerspiegel, unterstützt die Darmtätigkeit	Walnüssen, Sojasprossen, Bierhefe, Weizenkleie, Haferflocken, Avocados, Eiern
steigert die Lebensfreude, fördert die Entwicklung des Nervensystems beim Fötus, notwendig für die Zellteilung, verbessert die Konzentrationsfähigkeit, unentbehrlich für den Wachstumsprozeß	Sojabohnen, Fenchel, Spargel, Chinakohl, Erdbeeren, roten Bohnen, Tomaten
lebensnotwendig für die Bildung von roten Blutkörperchen, unterstützt die Fettreduktion, schützt die Nervenzellen in Gehirn und Rückenmark, wichtig für den Knochenstoffwechsel, sorgt für gute Laune	Sauerkraut, Sesam, Sonnenblumenkernen, Milchprodukten, Hefe, grünem Blattgemüse, Eiern, Fisch
wichtig für Knochen und Zähne, reguliert den Säure-Basen-Haushalt, verhindert die Freisetzung von Streßhormonen, sorgt für geschmeidige Muskulatur, unterstützt die Arbeit des Herz-Kreislaufsystems	Nüssen, Linsen, Naturreis, Gerste, Weizenvollkornbrot, Sonnenblumenkernen, Sojabohnen, grünem Gemüse
unterstützt Herz und Kreislauf, regelt den Wasserhaushalt, wichtig für den Säure-Basen-Haushalt, reguliert das Reizleitungssystem des Herzens, notwendig für jede Muskelarbeit	Soja, weißen Bohnen, Linsen, Spinat, Bananen, Orangen
wichtig für die Reizübertragung zwischen den Nervenzellen, notwendig für Zähne und Knochen, mitverantwortlich für die Zellteilung, reguliert den Säure-Basen-Haushalt, unentbehrlich für die Blutgerinnung	Sojaprodukten, Grünkohl, Fenchel, Nüssen, Brokkoli, grünem Gemüse, Zitrusfrüchten
unerläßlich für das Immunsystem, unterstützt die Arbeit der Bauchspeicheldrüse, wichtiges Antioxidans, behilflich bei der Wundheilung, notwendig für die sexuelle Reifung	Keimen, Vollkorn, Sonnenblumenkernen, Sojabohnen, Mais, Linsen, Erbsen, Eiern
schützt vor gefährlichen Strahlen, leitet giftige Substanzen aus, wichtiger Radikalfänger, reduziert Krankheitsanfälligkeit von Krebs, unterstützt den Sauerstofftransport im Blut	Kokosnüssen, Pistazien, Steinpilzen, Sojabohnen, Vollkorn, weißen Bohnen, Hering

Nahrungsergänzung: Täglich Vitamine, Mineralien und Spurenelemente

Viele schwören darauf, spüren die gesundheitlichen Vorteile und möchten sie nicht mehr missen. Andere halten sie für Geldverschwendung und greifen höchstens zu Billigprodukten, die ja aufgrund der chemischen Identität genauso wertvoll sein sollen. Wieder andere verweisen auf Aussagen, unsere Lebensmittel enthielten alles, was wir benötigen, um gesund zu bleiben.
Was stimmt und wie sollten Sie sich verhalten?

Die Kluft zwischen Soll und Ist

Das ist wichtig zu wissen: Unsere heutige Lebensweise, vor allem Streß und Umweltbelastungen, erhöht unseren Mikronährstoffbedarf. Andererseits enthalten unsere Lebensmittel durch ausgelaugte Böden, Lagerhaltung und Verarbeitung immer weniger der kostbaren Bestandteile. Dies macht den Griff zu Nahrungsergänzungsmitteln inzwischen unverzichtbar. Wir schaffen

Da wir trotz heute erhöhtem Bedarf immer weniger mit diesen Substanzen versorgt sind, werden beim Messen des Nährstoffstatus fast immer Defizite festgestellt

es sonst nicht, die erforderliche Menge an Vitaminen, Mineralien und Spurenelementen zu uns zu nehmen.
Die bislang üblicherweise empfohlenen Mengen an Mikronährstoffen sind viel zu gering. Sie verhindern vielleicht Rachitis oder Skorbut. Um zu bester Gesundheit zu gelangen, reicht das aber nicht.
Bei Bestimmungen des Vitamin- und Mineralstoffstatus in der Arztpraxis hat sich herausgestellt, daß selbst anscheinend gesunde Menschen keine Werte aufwiesen, die auf

volle Speicher hindeuten. Ganz im Gegenteil: Je nach Ernährungsweise, Alter und Lebensumständen gibt es so gut wie immer Defizite an einzelnen oder auch mehreren Mikronährstoffen. Häufig sind diese Defizite so gravierend, daß sich bereits Krankheiten oder deren Vorstufen eingestellt haben.

Gefahr der Überdosierung?

Überdosiert werden können höchstens die fettlöslichen Vitamine A, D, E und K. Alle anderen, also die wasserlöslichen Vitamine, werden wieder ausgeschieden. Vor allem Vitamin C, bei dem immer wieder vor einer übertrieben hohen Zufuhr gewarnt wird, scheidet der Körper aus, wenn es ihm zu viel wird. Ganz im Gegenteil: Man hat festgestellt, daß durch hohe Vitamin-C-Einnahmen die Speicherkapazität wächst.

Mineralien können nur dann überdosiert werden, wenn Sie die benötigten Mengen weit überschreiten und gleichzeitig unter einer schlechten Nierenfunktion oder chronischen Darmerkrankung leiden. Ansonsten wird auch hier Überschüssiges einfach wieder ausgeschieden.

Die Gefahr der Unterdosierung ist viel höher als die der Überdosierung

Nahrungsergänzung ja! Aber welche?

Wer die Wahl hat, hat die Qual: Hunderte von bunten Dosen und Schachteln stehen in den Regalen von Supermärkten, Drogerien und Apotheken. Die Verwirrung ist groß. Die Käufer sind verunsichert. Was benötigen Sie, und wie steht es um die Qualität? Die folgenden Kriterien helfen Ihnen bei Ihrer Entscheidung.

Schwarz auf weiß:
Achten Sie auf eine größtmögliche Zahl
von Inhaltsstoffen

Ein Cello allein macht noch kein Orchester. Der Organismus benötigt Kombinationen von Vitaminen, Mineralstoffen und Spurenelementen.

Viele verschiedene Mikronährstoffe erhöhen die Synergieeffekte

Die isolierte Zufuhr von einzelnen Stoffen ist dagegen genetisch nicht programmiert. Gleichzeitiger großer Vorteil gut zusammengestellter Kombinationsprodukte: Die Inhaltsstoffe sind in ausgewogener Menge und Mischung enthalten. Aus einem verwirrend großen Angebot einzelner Substanzen werden einige wenige Produkte, die alles enthalten, was Sie als Basisversorgung benötigen.

Wichtig: ein hoher Anteil an natürlichen oder
organischen Inhaltsstoffen

Es ist preiswerter, diese Mikronährstoffe zu synthetisieren. Doch die künstlich hergestellten Substanzen kann der Organismus nicht so gut verwerten wie jene aus natürlichen Rohstoffen, aus Pflan-

Je mehr natürliche und organische Inhaltsstoffe enthalten sind, um so mehr sind Sie auf der sicheren Seite

zen oder Obst. Führen Sie sich immer wieder die genetische Anpassung des Menschen über Jahrmillionen vor Augen.

Sekundäre Pflanzenstoffe: das Zauberwort der Zukunft

Mit ihnen beschäftigen sich derzeit ganze Zweige der Pharmaindustrie. Man schätzt die Zahl der sekundären Pflanzenstoffe auf zirka 20000! Davon ist erst ein Bruchteil isoliert und erforscht. Man vermutet, daß die Pflanzenstoffe nahezu unbegrenzte positive Auswirkungen auf unsere Gesundheit haben und von äußerster Wichtigkeit für uns sind. Sie heißen »sekundär«, weil sie im primären Energiestoffwechsel der Pflanzen keine Rolle spielen. Es handelt sich zum Beispiel um Farb- oder Duftstoffe sowie pflanzliche Hormone. Bei der Wahl eines Nahrungsergänzungsmittels kommt es daher darauf an, daß dieses auch sekundäre Pflanzenstoffe enthält. Sie unterstützen *Essen Sie Mikronährstoffe möglichst zusammen mit Obst* die Aufgaben der Mikronährstoffe synergetisch. Warum? Weil der Stoffwechsel unseres Körpers daran schon immer gewöhnt ist. Optimieren Sie diesen Prozeß auch dadurch, daß Sie Nahrungsergänzungsmittel gleichzeitig mit Obst zu sich nehmen.

Achtung vor tierischen Bestandteilen

Wollen Sie in punkto BSE auf Nummer Sicher gehen, sollten Sie Vitamine wählen, die keine tierischen Bestandteile enthalten. Achten Sie darauf, aus welchen Rohstoffen diese hergestellt sind. Hochwertige Produkte verwenden deswegen keine Kapseln aus der billigeren Gelatine, sondern solche aus Pflanzen, nämlich Zellulose. Für Vegetarier kommen die üblichen Nahrungsergänzungsmittel aus diesem Grund ohnehin nicht in Frage.

Vorsicht vor genmanipulierten Rohstoffen

Noch weiß niemand genau, wie der Mensch auf genmanipulierte Rohstoffe reagiert. Verfolgen Sie neueste Untersuchungen. Warten Sie am besten die weitere Entwicklung ab, und gehen Sie schon jetzt auf Nummer Sicher.

Das müssen Sie zum Thema Nahrungsergänzung noch wissen

Glauben Sie nur, was auf der Packung steht. Denn das ist verbindlich. Allein dann können Sie sicher sein, daß es sich auch wirklich um das Produkt mit den Eigenschaften handelt, das Sie kaufen möchten. Der Preis dagegen sagt nichts über die Qualität.

Nur was auf der Packung steht ist rechtsverbindlich, vergessen Sie mündliche Beteuerungen oder schöne Fotos von wogenden Feldern

So sind teure Präparate nicht unbedingt eine Gewährleistung für hochwertige Inhalte. Zu günstige Produkte allerdings können gar keine wertvollen Substanzen enthalten und bestehen deshalb meistens aus billig synthetisierten und genmanipulierten Rohstoffen.

Dem besten Nahrungsergänzungsmittel wird es selbstverständlich nicht gelingen, die Natur in ihrer Vollkommenheit zu kopieren. Gesundes Essen als Basis sollte daher immer die Grundlage sein.

Um eine optimale Vermischung zu gewährleisten, sollten Sie solche Präparate immer zu Obst, Gemüse oder Salaten verzehren.

So legen Sie Ihre Eß-Ziele fest

Nun haben Sie die nötigen Informationen, um für sich selbst zu entscheiden, wie und was Sie essen und trinken möchten. Das Wichtigste dabei:
Es schmeckt Ihnen, und Sie genießen in guter Laune.

Feiern Sie Geschmackserlebnisse

Essen sollte nicht nur Nahrungsaufnahme sein. Nehmen Sie sich ab heute vor, nur noch Dinge zu essen, die Sie genießen können, die Ihrem Gaumen schmeicheln. Ersetzen Sie Masse durch ausgesuchte Geschmackserlebnisse. Sie werden automatisch gezielter und weniger essen.
Jede Mahlzeit sollte ein kleines Fest sein. Ob für sich alleine, im Kreis der Familie oder unter Freunden. Essen darf nie zum verkrampften Verzichtthema werden, bei dem Ihr Kopf den Körper und seine Gefühle unterdrückt.
Es ist mit Sicherheit gesünder, in guter Stimmung Fast food zu verschlingen, wohlwissend, daß das mal wieder für einige Zeit genug war, als von morgens bis abends übelgelaunt ungeliebte gesunde Nahrung »einzunehmen«.

Trainieren Sie Ihren Geschmackssinn

Wußten Sie, daß Ihre Sinne eine regelbare Empfindlichkeitseinstellung haben?
Das gilt für alle Sinne. Schalten Sie nachts im vorher hellbeleuchteten Raum das Licht aus. Was sehen Sie? Nichts! Kurze Zeit später nehmen Sie erste Konturen wahr, bis Sie sich schließlich wieder orientieren können.

Genauso wie Ihre Augen, reagiert Ihr Geschmackssinn auf intensive Reize. Es ist also völlig normal, daß Ihnen ein Apfel möglicherweise zunächst wie Papier oder Stroh schmeckt. Insbesondere dann, wenn Sie mit Salz intensiv gewürzte Speisen gewohnt sind. Also eichen Sie Ihren Gaumen immer wieder auf Empfindlichkeit.

Trainieren Sie Ihre Geschmacksnerven in immer empfindlichere Dimensionen

Sie werden in reifen Kirschen, einer leckeren Mango oder knackigen Weintrauben Geschmackserlebnisse erfahren, die einem Vier-Gänge-Feinschmeckermenü im besten Restaurant Ihrer Stadt in nichts nachstehen. Wußten Sie, daß für Äpfel ähnliche Geschmacksbeschreibungen existieren wie für Weine?

So werden Sie zum Gourmet

Was müssen Sie tun, um sich im Weinkeller orientieren zu können, in dem das Licht ausgefallen ist? Richtig: einen Moment die Augen schließen und abdunkeln.

Schalten Sie also immer mal wieder die Reize für Ihren Gaumen herunter. Wie ein Weinverkoster zwischendurch Weißbrot ißt und Wasser trinkt, um seine

Essen und trinken Sie mit Spaß und Genuß

Geschmacksnerven in Hochform für den nächsten Wein zu bringen, legen Sie Tage mit naturbelassenen Nahrungsmitteln ein.

Sie werden abends, nach einem Tag, an dem Sie Obst, Butterbrot und Tomaten gegessen haben, Ihrem Lieblingskoch eine nie da gewesene Kochkunst attestieren und süchtig danach werden, Ihre Geschmacksnerven immer mehr zu sensibilisieren.

Die BioTUNING-Ampel für Ihren Genuß

Entscheidend dafür, welches Essen Ihnen bekommt, sind zwei Dinge. Erstens: Die objektiv durch unsere Biologie und die Evolution festgelegten Kriterien. Diese gelten bis auf wenige Ausnahmen für alle Menschen.

Es gibt Ernährungsempfehlungen, die für alle gelten, und individuelle Verträglichkeiten, die Sie für sich herausfinden sollten

Zweitens: Individuelle Eigenschaften, die Sie auf bestimmte Inhaltsstoffe unterschiedlich reagieren lassen. Erstere können Sie nachlesen, ausprobieren und bestätigen. Letztere finden Sie nur für sich alleine heraus. Entweder Sie achten darauf und sensibilisieren sich oder Sie nutzen einen speziellen BioTUNING-Ernährungstest, der Ihnen genaue Aussagen zum Grad der Verträglichkeit von den verschiedensten Lebensmitteln macht. (Kontaktadressen finden Sie im Anhang.)

Auch Essen ist meßbar

Lassen Sie fast 200 Lebensmittel durch den BioTUNING-Ernährungstest exakt ausmessen und für sich persönlich interpretieren.

Balsam für die Gesundheit: Obst, Salat und Gemüse

Reichlich Obst, Salat und Gemüse wirken wie Balsam für Ihre Gesundheit. Ballaststoffe, Vitamine, Spurenelemente, Mineralien, Enzyme und sogenannte bioaktive Pflanzenstoffe bringen Sie in Hochform. Dage-

Mit Obst, Salat und Gemüse liegen Sie immer richtig

gen machen zuviel Kaffee und Zigaretten, Alkohol, zuviel Fleisch, Wurst und Kuchen dem Körper zu schaffen. An raffiniertem Zucker, wie er in Gebäck, Torte, Schokolade vorkommt, hat der Organismus wenig Freude. Sie sollten diese Dinge als Ausnahme genießen.

Die BioTUNING Ernährungsampel

Allgemein gültige Empfehlungen faßt die Bio-TUNING-Ampel leicht nachvollziehbar zusammen.

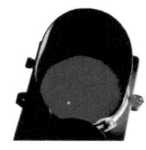

Bei **ROT** droht Kollision mit der Gesundheit.
Je öfter Sie dieses Signal mißachten, desto größer ist die Wahrscheinlichkeit, Schwierigkeiten zu bekommen.

Die Ampelaufstellung zeigt eine grobe Einordnung der Lebensmittel und Getränke in drei Rubriken.

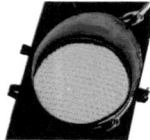

Bei **GELB** sollten Sie aufmerksam sein.
Wenn Sie es nicht übertreiben, und die angegebenen Häufigkeiten als Obergrenze verstehen, sind Sie noch auf der sicheren Seite.

Die Einteilung der Produkte und Eigenschaften soll Ihnen helfen, ein Gefühl für den Wert dessen, was Sie zu sich nehmen, zu bekommen.

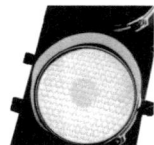

Die **GRÜNE** Ampelfarbe fordert zum Trinken und Essen auf.

Der Turbo für Ihre Verdauung

Sie können besser verdauen und sich dementsprechend häufig und regelmäßig von Ihren Altlasten befreien, indem Sie bestimmte Nahrungsmittel nicht in einer Mahlzeit kombinieren. Dieses sogenannte Trennkostkonzept ist mit dem Instrumentarium der bei uns praktizierten Medizin nicht erklärbar, aber es funktioniert. Und der Grund ist ganz einfach: Natürlich verdaut unser Magen so gut wie alles, egal in welchen Mengen und Mischungen. Die Frage ist, welchen Aufwand unser Körper damit hat.

194

Die Antwort findet sich im Energieaufwand und ist bei jeder Hochzeit nach dem Mittagessen zu beobachten, wenn die Gäste nach Schlafgelegenheiten suchen. Da brauchen Sie keiner noch so wissenschaftlichen Erklärung zu glauben. Probieren Sie es einfach selbst. Essen Sie ein Gemüsegericht mit Reis. Am nächsten Tag wählen Sie dasselbe Gemüse mit gegrilltem Fisch oder einem Sojaschnitzel. Einen Tag darauf kombinieren Sie das Gemüse mit Reis und Fisch beziehungsweise Sojaschnitzel.

Beobachten und vergleichen Sie Ihren körperlichen und geistigen Zustand nach diesen drei Mahlzeiten. Ab diesem Zeitpunkt wissen Sie, warum sich die Trennkostprinzipien wachsender Beliebtheit erfreuen.

Trennen Sie Eiweiß von trockenen Kohlenhydraten, Gemüse und Salate passen zu beiden

Wie das geht? Trennen Sie einfach Eiweiße (Fleisch, Fisch, Käse) von trockenen Kohlenhydraten (Brot, Nudeln, Kartoffeln, Reis). Kombinieren Sie eins von beiden mit Gemüse und Salaten. Unglaublich aber wahr: Selbst wenn Sie exakt das gleiche essen wie immer, fühlen Sie sich besser und nehmen ab!

Noch eine interessante Tatsache: Man untersuchte die Eß- und Lebensgewohnheiten der Hundertjährigen. Dabei stellte sich heraus, daß sie alle ihr Leben lang relativ einfach zusammengestellte Mahlzeiten genossen hatten.

Ihre optimale Eß-Uhr

Stellen Sie die alte Regel, morgens wie ein Kaiser zu frühstücken, mittags wie ein Edelmann und abends wie ein Bettler zu speisen, doch einfach mal auf den Kopf.

Sie brauchen sich morgens kein opulentes Frühstück hineinzuzwingen, wenn Ihnen nicht danach ist. Probieren Sie doch mal Obst und frische Säfte anstatt Käsebrötchen und Eier im Glas. Ihre Verdauung wird es Ihnen danken. Ob Sie zu denjenigen gehören, die so essen sollten, merken Sie daran, daß Ihre Energie und Laune in fast unbekannte Höhen steigen.

Mittags könnte ein knackiger Salatteller auf dem Speiseplan stehen. Sie werden vergessen, daß es ein Mittagsloch gibt.

Nach vollbrachtem Tag tun Sie es den Mittelmeeranrainern gleich und feiern im Kreis Ihrer Familie und Freunde das Abendessen.

Das einzige, worauf Sie achten sollten, wenn Sie abends größere Mahlzeiten zu sich nehmen, ist ein ausreichend großer Zeitabstand zwischen dem Essen und dem Zubettgehen. Je nach Art der Mahlzeit sollten das mindestens zwei Stunden sein. Bei ungeeigneten Nahrungsmittelkombinationen können aber auch drei, vielleicht sogar vier Stunden, im schlechtesten Fall noch mehr nötig sein. Um die Verweildauer im Magen minimal zu halten, damit die Schlafqualität und dadurch die nächtliche Regeneration die bestmögliche ist, können Sie die weiter vorne beschriebenen Trennkostregeln anwenden.

Zuckerkrankheit vermeiden, Fettzellen aushungern

Zum Schluß des Kapitels über gesundes Essen noch einige Informationen über den sogenannten glykämischen Index. Hinter diesem komplizierten Begriff versteckt sich ein einfacher Zusammenhang. Jedesmal, wenn Sie Kohlenhydrate verzehren, schüttet die Bauchspeicheldrüse Insulin aus. Dieser Stoff räumt zuviel Zucker aus dem Blut. Die Folge ist, daß Fett in die Speicher transportiert wird. Je »schneller« die Zucker sind, umso massiver findet dieser Prozeß statt. Werden die Zucker noch mit Fett kombiniert, zum Beispiel bei Torten, dann blähen sich die Fettzellen vor lauter Überschuß noch mehr auf. Vermeiden Sie diese dickmachenden Zusammenstellungen wann immer Sie können, und nehmen Sie wenn möglich nur langsamere Zucker zu sich, die den Insulinspiegel flach halten. Viele Übergewichtige, die abnehmen wollten, haben allein mit dieser Maßnahme etliche Kilo verloren.

Resümee: Genießen und Bewegen

Durch gutes Essen versorgen Sie Ihren Körper mit dem erforderlichen Baumaterial, um sich immer wieder zu erneuern.

Regelmäßiges Ausdauertraining als äußere Bewegung sorgt für innere Bewegung. Dadurch kann das »Material« dorthin gebracht werden, wo es gebraucht wird. Abfallstoffe, Gifte und Stoffwechselrückstände werden abtransportiert. Weil Sie sich in einen Fettvernichter verwandelt haben, verlieren Sie Ihre überflüssigen Pfunde. Sie erobern sich längst verloren geglaubte Bewegungsmuster zurück. Ihre Muskulatur ist geschmeidig und gut gedehnt. Dadurch sind Sie schmerzfrei und Ihre Gelenke funktionieren ein Leben lang ohne Verschleiß.

Rücken- oder Bandscheibenleiden werden verhindert, gehen zurück oder verschlimmern sich zumindest nicht, wenn sie zu stark vorgeschädigt waren.

Gut essen mit der
BioTUNING-Ernährungsampel

Beispiel: Gegensatzpaar »haltbar gemacht« / »frisch«
- Je haltbarer ein Lebensmittel gemacht ist, desto mehr gehört es in den zu meidenden roten Bereich
- Je frischer es ist, desto mehr freie Fahrt haben Sie, es zu verzehren.

	Produkte		
ROT	*Softdrinks* *Spirituosen* *Schokolade* *Süßigkeiten*	*Salzgebäck* *H-Milch Pro.* *H-Milch* *Konserven*	*Fertiggerichte* *Wurst* *Margarine*
wenige Male im Monat	*Weißwein* *Bier* *Kuchen* *Rohmilch*	*Rohmilchprodukte* *Fleisch* *Schinken*	*Geflügel* *Eier*
GELB	*Rotwein* *Früchtetee* *Säfte* *Kaffee*	*Schwarzer Tee* *Pilze* *Sahne* *Schmand*	*Fisch*
einige Male in der Woche	*Getreide* *Brot* *Nudeln* *Hülsenfrüchte*	*Nüsse* *Öle* *Butter*	*Sojaprodukte*
GRÜN	*Wasser* *frische Säfte* *grüner Tee* *Kräutertee*	*Obst* *Salate* *Gemüse* *Sprossen*	*Kartoffeln* *Reis*
täglich			

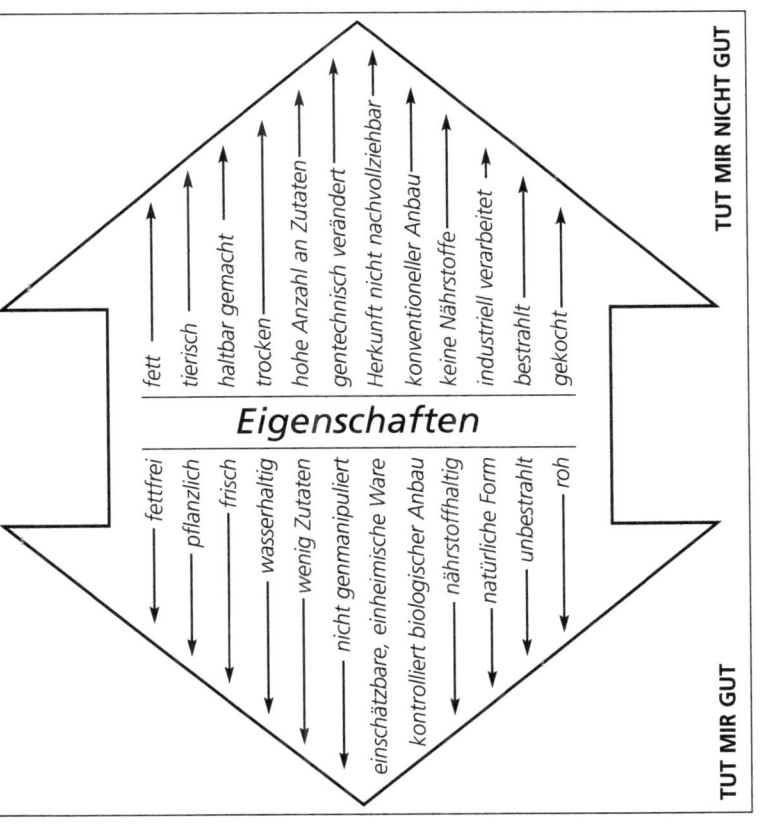

Eigenschaften

TUT MIR NICHT GUT

- fett
- tierisch
- haltbar gemacht
- trocken
- hohe Anzahl an Zutaten
- gentechnisch verändert
- Herkunft nicht nachvollziehbar
- konventioneller Anbau
- keine Nährstoffe
- industriell verarbeitet
- bestrahlt
- gekocht

TUT MIR GUT

- fettfrei
- pflanzlich
- frisch
- wasserhaltig
- wenig Zutaten
- nicht genmanipuliert
- einschätzbare, einheimische Ware
- kontrolliert biologischer Anbau
- nährstoffhaltig
- natürliche Form
- unbestrahlt
- roh

ENDLICH GUT FÜHLEN

Unser Gefühl und unser Denken verändern
die »Stimmung« in jeder Zelle.
Kennen Sie die in uns ablaufenden
Programme, haben Sie die Möglichkeit,
den geistigen Zustand in Ihrem Sinne
zu beeinflussen.

Über die Wechselwirkung von Psyche und Immunsystem

Diese ganz junge Wissenschaft hat den etwas sperrigen Namen Psycho-Neuro-Immunologie. Wer die Zusammenhänge kennt und sich zunutze macht, kann sich mit einer einzigartigen Fitneß-Kur belohnen – zu jeder Zeit und kostenlos. Die Psycho-Neuro-Immunologie lehrt, daß Immunstörungen nicht allein auf der körperlichen Ebene entstehen. Die Abwehrkräfte werden vielmehr auch von Empfindungen und unserem Denken beeinflußt.

Körper und Geist: enge Verbündete

Unsere seelische Verfassung, unser Denken und unser körperlicher Zustand beeinflussen sich ständig gegenseitig. Daß sie derart enge Verbündete sind, wurde bereits in der Antike als Einheit von Körper und Geist formuliert. Naturwissenschaftlichen Betrachtungen freilich hielt diese Sicht der Dinge lange nicht stand. Erst die Psycho-Neuro-Immunologie verschaffte dieser Auffassung den notwendigen Respekt in unserer Gesellschaft und Medizin. Diese Disziplin weist wissenschaftlich nach, daß die Nervenzellen des Gehirns Signale aussenden und biochemische Substanzen wie Hormone, Neurotransmitter und Neuropeptide zur Verfügung stellen, die Ihr Immunsystem stärken.

Die PNI ist der erste Zweig der Schulmedizin, der Beziehungen zwischen Körper und Geist wissenschaftlich erklärt

Die Sprache der Nervenzellen

Neurotransmitter wie Adrenalin, Noradrenalin, Serotonin, Gammaaminobuttersäure sind diese Botenstoffe des Gehirns, gewissermaßen die Worte von Nervenzellen. Aus der Sequenz dieser Botenstoffe werden »Sätze« geformt. Das Immunsystem besitzt Rezeptoren, quasi Ohren für diese Botschaften. Umgekehrt kann auch das Gehirn die Botschaften aus dem Immunsystem aufnehmen. Das Zentralnervensystem und das Immunsystem sind wechselseitig miteinander vernetzt.

Hochgefühle als Streicheleinheiten für Ihr Immunsystem

Was glauben Sie, was in Ihrem Körper los ist, wenn Sie der Chef mit einer unerwarteten Gehaltserhöhung bedenkt? Oder wenn der ersehnte Liebesbrief in den Postkasten flattert. Oder wenn Sie eine sportliche Herausforderung gemeistert haben, beispielsweise den Steilhang ohne Sturz hinuntergewedelt sind oder sich jetzt Marathonläufer nennen können? Erfolg, Lebensfreude, Fröhlichkeit, Glück in der Liebe – solche Hochgefühle sind Streicheleinheiten für das Immunsystem. Positiver Streß, sogenannter Eu-Streß, wirkt wie eine Vitaminspritze auf die menschlichen Abwehrkräfte.

Und wenn uns der Zug vor der Nase wegfährt? Oder wenn die begehrten Schuhe nicht mehr in der passenden Größe da sind? Oder wenn wir im Stau stehen oder uns doch wieder mit dem Partner gestritten haben? Was dann? Mit diesem Streß, dem sogenannten Norm-Streß, fühlen wir uns zwar nicht mehr unbedingt wohl, unser Immunsystem wird aber nicht negativ beeinflußt. Wie das Wort schon sagt, es ist normaler Streß im Alltag.

Negativer Streß: die Chance der Erreger

Aber, oje: Wir sehen unseren Partner oder unsere Partnerin auf der anderen Straßenseite händchenhaltend mit einem anderen. Dann ist Dis-Streß angesagt. Der erschüttert unser Immunsystem so, als würden wir uns erst in der U-Bahn mit Grippeviren anhüsteln lassen, anschließend duschen und mit nasser Kleidung im Winter durch die Straßen laufen.

Eu-Streß powert, Norm-Streß hat keine Wirkung und Dis-Streß belastet Ihr Immunsystem

Denn so wie einerseits Lebensfreude, Gelassenheit, Fröhlichkeit und Liebe dem Immunsystem einen Panzer anlegen, so wird es durch Depressionen, Versagensängste, Schicksalsschläge oder Einsamkeit gebeutelt.

Durch negativ empfundenen Streß geht das Immunsystem in den Keller. Die Erreger sehen ihre Chance. Deshalb bekommen Examenskandidaten Lippenherpes kurz vor der Prüfung. Selbstheilungskräfte erfordern ein stabiles Immunsystem. Sind diese Funktionen geschwächt, dann haben Infektionskrankheiten und sogar Tumore ein leichteres Spiel. Das Kräfteverhältnis ist aus dem Gleichgewicht.

Was passiert im Körper bei Dis-Streß?

Als extrem belastend empfundene Ereignisse versetzen den Körper in einen Alarmzustand. Herzschlag, Blutdruck und Atemfrequenz steigen. Sie kennen das sicher: Vor Schreck oder extremer Angespanntheit bricht Ihnen der Angstschweiß aus, das Herz klopft – all dies sind Wirkungen der Streßhormone. Das Gehirn sendet bei negativ empfundenem Streß an die Nebennieren die Botschaft, sogenannte Glukokortikoide in den Blutkreislauf auszuschütten. Das hat durchaus Sinn. Denn so wird den Muskeln

Energie in Form von Glukose bereitgestellt. Gehirn und Wahrnehmung arbeiten auf Hochtouren, das Schmerzempfinden läßt nach. Lauter notwendige Reaktionen. Denn in der freien Natur ist mit einem Schrecken häufig eine lebensbedrohliche Gefahr verbunden. Der Organismus ist komplett aufs Überleben eingestellt. Also

Dis-Streß läßt den Körper reagieren, als wäre er in Gefahr

wird alles heruntergefahren, was in solch einem Augenblick Verschwendung wäre: das Verdauungssystem und eben auch das Immunsystem.

Genau dieser Flucht-Kampf-Mechanismus wird im Streß von unserem Gehirn in Gang gesetzt. Dabei befinden wir uns nicht wirklich in einer Notlage, fühlen uns aber so.

Ein Labor in einigen tausend Metern Höhe

Um den Zusammenhang von Streß und körperlichen Reaktionen zu beweisen, verlegten Forscher der medizinischen Hochschule Hannover ihr Labor für eine gewisse Zeit in einige tausend Meter Höhe. Bei 45 Menschen, die erstmals in ihrem Leben einen Fallschirmsprung wagten, wurden zwei Stunden vor dem Sprung bis eine Stunde danach mit einer kleinen, am Gürtel befestigten Pumpe durch einen Venenkatheter kontinuierlich Blutproben entnommen. Die Messungen bewiesen, daß zum Zeitpunkt des Absprungs die Konzentration der Streßhormone Adrenalin und Noradrenalin stark anstiegen.

Glück hält jung und Allergien fern

Eine andauernde Belastung, mit der wir nicht fertig werden, leistet sogar dem Alterungsprozeß Vorschub. Es kann zu einer vegetativen Dauerspannung und infolge davon zu Bluthochdruck, Migräne oder Herzbeschwerden kommen. Die Psycho-Neuro-Immunologie hat noch einen anderen Zusammenhang nachgewiesen: Ist die Orientierung des Immunsystems gestört, kann dieses auch überreagieren. Es kommt zum Beispiel zu einer Allergie oder zu Autoimmunerkrankungen.

Glück durch wohldosierte natürliche Reize

Wie kann negativer Streß ausgeglichen oder gar positiver Streß erzeugt werden? Können wir uns in eine gute Stimmung versetzen, unabhängig von äußeren Einflüssen? Sozusagen Zufriedenheit selbst produzieren und damit auch noch Gutes für das Immunsystem tun?
Ein kanadischer Physiologe machte bereits Mitte des 20. Jahrhunderts einen höchst interessanten Versuch mit Ratten. Dabei setzte er jeweils zehn gesunde Tiere erheblichen Streßfaktoren wie Blitzlicht, Lärm, plötzlichen Geräuschen, Schlafentzug und Elektroschocks aus. Während die eine Gruppe regelmäßig auf dem Laufband trainierte, betätigte sich die andere nicht. Nach vier Wochen waren alle »unsportlichen« Ratten verstorben, die Trainierten dagegen überlebten. Der Forscher leitete daraus einen Zusammenhang zwischen regelmäßigem Sport, also einer kontinuierlichen körperlichen Belastung, und einer damit verbundenen Stärkung des Immunsystems ab.

Glücksgefühle, die das Immunsystem unterstützen, lassen sich »künstlich« durch sportliche Betätigung erzeugen

Die Psyche wird durch moderate, sportliche Betätigung beflügelt. Das hat wiederum indirekt positiven Einfluß auf die Abwehrkräfte. Über psycho-neuro-immunologische Prozesse entsteht ein Glücksgefühl, welches wiederum das Immunsystem stimuliert. So entsteht eine Glücksspirale.

Vertrauen in die eigenen Kräfte

Zu einer positiven Lebenseinstellung gehört auch das Vertrauen in die eigenen Kräfte – im Sinne von: Das schaffe ich schon. Eine positive Lebenseinstellung gibt unserer Gesundheit einen Kick. Unser Widerstand gegen Negativeinflüsse wird gestärkt. Wenn wir selbst äußerst unangenehmen Begebenheiten eine gute Seite abgewinnen, dann macht dieser Streß nicht krank.

Schon das Kennen der Zusammenhänge erhöht das Vertrauen in die eigenen Kräfte

Diese Zusammenhänge sind in verschiedenen medizinischen Untersuchungen bestätigt worden. So verringert sich beispielsweise beim Menschen mit positiver Lebenseinstellung das Risiko, an einer Verkalkung der Herzkranzgefäße zu leiden. Optimisten haben eine bessere Immunabwehr und seltener eine chronische Erkrankung. Schon wer um die enge Beziehung zwischen Gehirn und Immunsystem, also zwischen Denken, Fühlen und Selbstheilung weiß, hat ein anderes Selbstbewußtsein. Dadurch können wir uns besser gegen negativen Streß wappnen. Und bauen immer, wenn es darauf ankommt, automatisch die »Brücke«, die zu einem fitten Immunsystem führt. Sagen Sie »tschüs« zu den alten krankmachenden Verhaltensmustern.

Seien Sie gut zu Ihrem Immunsystem

Mit Entspannung: So können autogenes Training oder Meditation dabei helfen, Streß unter Kontrolle zu bringen.

Mit einer regelmäßigen Portion Schlaf: Wer ausreichend und gut schläft, tankt sein Immunsystem auf. Denn Schlaf bedeutet für den Körper Erholung. Er sammelt wieder Kraft und erneuert seine Energien. Unser Immunsystem braucht den Schlaf dringend. Gönnen Sie sich die Ruhe.

Durch den Idealfall: Streben Sie ihn an. Dazu gehören der passende Partner, die passende Wohnung, die passenden Freunde. Zahlreiche Studien haben bewiesen, wie wohltuend der richtige Freundeskreis für die Abwehrkräfte ist. Zusammengehörigkeitsgefühl und Verbundenheit mit Menschen, auf die wir uns verlassen können und die uns mögen, tun der Seele und damit dem Immunsystem gut.

Durch Dinge, die Spaß machen: Musik, Tanzen, Reisen, Lesen oder Schreiben. Übrigens – wird das Gehirn fit gehalten, ist das gleichzeitig ein gutes Training für das Immunsystem. Ein amerikanischer Forscher hat herausgefunden, daß sich Singen günstig auf den Alterungsprozeß auswirkt. Neben anderen Faktoren wie der passenden Gesellschaft und einer gewissen Kontinuität im Leben preist er das Singen als Garant für ein hohes Alter.

Durch Humor: Erlauben Sie sich wieder mitzulachen. Lachen ist die beste Medizin, das weiß schon der Volksmund.

Ein gut »gestimmtes« Immunsystem wehrt Viren und Bakterien erfolgreicher ab. Untersuchungen konnten zeigen, daß gute Laune

Das liebt Ihr Immunsystem: Entspannung, Schlaf, den Idealfall, Spaß und Humor

und Humor direkten Einfluß haben. Gute Stimmung fördert die Bildung bestimmter Antikörper, und die Zahl spezifischer Immunzellen im Körper steigt. Haben Sie heute schon gelacht?

Die Kraft des Mentalen

Wir sprachen diese Kraft bereits im Kapitel über schnelleres Abnehmen an. Der Geist ist die Kontrollinstanz aller bewußten wie nicht bewußt steuerbaren Abläufe in unserem Körper. Selbst unsere Gedanken werden vom Unterbewußtsein beeinflußt. Diese gewaltige Kraft nimmt auch Einfluß darauf, wie schnell wir altern oder ob wir gesund bleiben.

Wohin uns das Unterbewußtsein führt, hängt von zahlreichen Programmen ab. Haben wir das Glück, von außen positive Impulse zu empfangen, kommen wir leichter durchs Leben, haben Erfolg, sind beliebt und fühlen uns wohl. Negative Impulse hingegen können zu einer Anhäufung von Schwierigkeiten führen.

Entscheiden Sie selbst über Glück oder Unglück

Wer kann schon von sich sagen: Ich bin glücklich. Dabei ist es in unsere Wiege gelegt, zufrieden zu sein. Offenbar haben wir im Lauf der Zeit verlernt, uns gut zu fühlen. Warum sind die meisten Säuglinge zufrieden? Sie können noch nicht werten, liegen in ihren Bettchen und gehen mit ihren Augen auf Entdeckungsreise.

Warum können Erwachsene unglücklich sein? Weil sie bewerten, was um sie herum passiert. Doch niemand anders als Sie selbst nimmt die Einstufung vor.

Nehmen wir ein simples Beispiel, das aber viel Wahres aussagt: Ihr vierwöchiger Urlaub ist zur Hälfte um. Während sich der eine über die noch verbleibenden zwei Wochen freut, ist der andere betrübt, daß schon zwei Wochen seiner Ferien vergangen sind. Der eine freut sich auf das, was vor ihm liegt, der andere trauert dem Vergangenen nach. Beide aber befinden sich in der objektiv identischen Situation. Dieses Beispiel läßt sich auf alle Lebensumstände übertragen.

Der Chef hat Ihnen das Arbeitsverhältnis, der Lebenspartner das Liebesverhältnis aufgekündigt. Eine Katastrophe im ersten Augenblick. Aber wie oft hat jemand anschließend seine ganz große Liebe getroffen oder den Traumjob gefunden. Oder das Auto springt ausgerechnet nicht an, als Sie in den lang ersehnten Urlaub fahren möchten. Sie können erst am nächsten Tag abreisen. Was eben noch wie verlorene Zeit erschien, entpuppt sich vielleicht schon abends während der Nachrichten als Segen, wenn Staus und Unfälle auf der Strecke zu sehen sind, die Sie fahren wollten. Es kommt ausschließlich darauf an, *Ereignisse sind neutral. Sie entscheiden, ob Sie es dabei belassen wollen oder positive beziehungsweise negative Erinnerungen daraus machen wollen* wie Sie die Dinge betrachten. Manchmal freilich stellt sich die vermeintliche Katastrophe auch erst Jahre später als Segen heraus. Machen Sie sich bewußt, daß Ereignisse weder gut noch schlecht sind. Sie »sind« einfach. Auf der Grundlage dieser Erkenntnis können Sie sich nun entscheiden, was Sie persönlich aus den Dingen machen möchten. Entweder Sie bleiben neutral und lassen sich nicht aus der Ruhe, Ihrem Gleichgewicht bringen, oder Sie leben glücklicher, indem Sie einfach den Ereignissen immer die positive Seite abgewinnen.

Und: Machen Sie sich keine Vorwürfe, was Sie hätten besser, schneller oder anders machen können. Was passiert ist, ist passiert. Vergangenes läßt sich nicht mehr ändern. Aber für die Zukunft können wir lernen, unsere Fehler nicht zu wiederholen.

Glückliche Gedanken

Das Gehirn und die Gedanken lassen sich trainieren wie ein Muskel oder der Fettstoffwechsel. Wie der Muskel an sein Sportpensum, sind die Gedanken irgendwann an erfreuliche Inhalte und Worte gewöhnt. Das geht schneller, als Sie glauben. Egal was passiert, lassen Sie es zur Selbstverständlichkeit werden, stets den Vorteil zu sehen. Auch wenn Sie ihn im ersten Augenblick noch nicht erkennen. Vertrauen Sie: Es gibt ihn, den Vorteil. Auch die Sonne zeigt sich nicht immer, obwohl sie da ist.

Mit zunehmender Übung werden Sie sicherer, daß auch dieses Mal alles zu Ihrem Besten war. Nach einiger Zeit kann Ihnen nicht viel Schlimmes mehr passieren.

Optimales Resultat bei minimalem Einsatz

Sind auch Sie manchmal frustriert, wenn Ihnen auf dem Weg zum angestrebten Ziel nur Streß, Widerstände und Schwierigkeiten begegnen? Oft liegt das daran, daß Sie im Innersten von Ihren eigenen Plänen nicht so recht überzeugt sind. Daß Sie aufgrund von Erwartungen, der Umwelt beispielsweise, Dinge angehen, die eigentlich nicht Ihre sind.

Trainieren Sie sich glückliche Gedanken an, gewöhnen Sie sich daran, glücklich zu sein

Andererseits hat man manchmal das sichere Gefühl, leicht das zu erreichen, was man sich vorgenommen hat. Alles klappt, alles paßt, alles geht fast wie von selbst, auch wenn es sich um größere Projekte handelt. Wir sind überzeugt, das Richtige zu tun, und lassen die Dinge laufen.

Dann sprechen die Chinesen von Wu-Wei, was übersetzt wird mit: Handeln durch Nicht-Tun. Doch diese Übersetzung verzerrt den Sinn. Es bedeutet nämlich nicht, faul im

Sessel liegend darauf zu warten, daß sich schon alles fügen wird. Die korrekte Interpretation lautet vielmehr: Handeln ohne sinnlose Anstrengung, kein Kräftemessen gegen Widerstände.

Top-Sportler, die nach Höchstleistungen nach ihrem Geheimnis gefragt werden, sprechen von einem besonderen mentalen Zustand, in dem alles wie von selbst fließt. In dieser Einheit von Körper und Geist durchkreuzen keine zweifelnden Gedanken den Sieg. Jede Bewegung sitzt, innen wie außen. Alle biomechanischen und biochemischen Abläufe sind so optimiert, daß es nicht zu Fehlbewegungen kommt.

Das Unterbewußtsein als Kompaß im Leben

So könnte es auch in unserem Alltag sein. Wir sollten ein Gespür dafür entwickeln, wie wir die für uns richtigen Ziele mit Leichtigkeit erreichen können. Die Entscheidungsinstanz ist unser Unterbewußtsein, unser Kompaß im Leben. Allerdings werden Sie lernen müssen loszulassen. Ihr Bauch, Ihre Intuition werden gleichberechtigte Partner Ihres Kopfes.

Auf dieser Basis getroffene Entscheidungen werden Sie wie automatisch in die richtige Richtung leiten. Achten Sie auf das, was passiert, und ziehen Sie Ihre Schlüsse daraus.

Wenn das Auto nicht anspringt, lassen Sie es an diesem Tag stehen. Nehmen Sie die Bahn oder bleiben Sie zu Hause. Wie gesagt: Lernen Sie loszulassen.

Lernen Sie die »Sprache des Lebens« zu verstehen, Sie erreichen alles viel leichter

Das verstehen die Indianer unter »im Einklang mit der Natur leben«. Schreiben Sie Ihr Buch des Lebens. Lernen Sie auch kleinste Geschehnisse in Ihrem Sinne zu lesen. Lassen

Sie sich zeigen, wie Sie am leichtesten vorwärtskommen. Die Dinge, die Ihnen leichtfallen, sind die zu Ihnen passenden.

Wer sich diese Sprache zu eigen macht, ist selbstbewußt, unabhängig von gutgemeinten Ratschlägen und Hilfen. Bei minimalem Einsatz ist maximaler Erfolg garantiert.

Ziel festlegen – loslegen

Ihr Wunsch: leichter leben, ein Leben lang gesund, glücklich und jung bleiben. Bestimmen Sie, wie Sie leben und aussehen möchten. Notieren Sie es. Schreiben Sie auf, was jung sein für Sie bedeutet, in welchem Alter Sie was darstellen und was Sie verändern möchten, welche geistigen Fähigkeiten Sie anstreben. Wenn man seine Ziele schriftlich fixiert, setzt man sich stärker mit seinen Vorstellungen auseinander. Phantasieren Sie, spinnen Sie herum, ohne sich von Gedanken wie »Das schaffe ich doch sowieso nicht« entmutigen zu lassen. Lassen Sie sich einige Wochen Zeit. Dann wird sich ein klares Bild abzeichnen. Legen Sie Ihre Ideen auf einer Zeitachse fest, damit sich die 60 Billionen Zellen verbindlich angesprochen fühlen. Leicht überschätzt man, was sich kurzfristig erreichen läßt. Dann ist man frustriert und glaubt nicht an sein Potential. Oder man unterschätzt, was mittel- oder langfristig machbar ist. Dann schöpft man ebenfalls nicht voll aus seinem Kapital.

Wenn Ihr Idealbild feststeht, vertrauen Sie darauf, es zu erreichen. Es wird klappen, wenn Sie die beschriebenen Zusammenhänge berücksichtigen. Überprüfen Sie einmal im Monat, wie weit Sie schon gekommen sind, und stimmen Sie Ihr Verhalten darauf ab. So wie ein Segelschiff, ohne eigene Kraft einzu-

Ohne Ziele können Sie keinen Kurs bestimmen, nicht die Strömungen und Winde nutzen

setzen, den Wind und die Strömung benutzt, um sein Ziel zu erreichen, so bedienen Sie sich der Anregungen aber auch der Kritik auf Ihrem Weg.

Die Stimmung der Muskulatur

Junges Denken ist flexibles Denken, es ist vergleichbar mit einer geschmeidigen, beweglichen Muskulatur. Sie spielt eine Schlüsselrolle und spiegelt unseren geistigen Zustand wider. Aus der sogenannten Körpertherapie, die zunächst mit dem Körper arbeitet, um dann die Seele heilen zu können, weiß man, daß alle Erlebnisse eines Menschen in seiner Muskulatur abgespeichert sind. Verändert sich das Denken, hat das einen direkten Einfluß auf den Spannungszustand der Muskulatur. Das gilt auch umgekehrt. Entspannen Sie Ihre Muskulatur, wirkt sich das positiv auf Ihren Geist aus. Streß geht immer einher mit einer verspannten Muskulatur. Entspannen Sie diese durch die entsprechenden Bewegungen, fühlen Sie sich auch nicht mehr so gestreßt.

Haben Sie schon einmal versucht, gestreßt in einer wohlig warmen Badewanne zu liegen? Eben. Das ist nicht vereinbar. Andererseits werden wir uns im Bad mit 15 Grad Wassertemperatur kaum gemütlich zurücklegen und geistig entspannen können.

In einem gesunden Körper wohnt bekanntlich ein gesunder Geist. Weil diese Aussage umgekehrt ebenfalls zutrifft, gilt: Ein gesunder Geist schafft einen gesunden Körper.

Eine entspannte und geschmeidige Muskulatur hilft Ihnen, glücklich zu sein

Deswegen ist es enorm wichtig, daß Sie auch Ihren Geist richtig warten und pflegen. Achten Sie auf das, was Sie denken. Lassen Sie Glück und heitere Gelassenheit immer größeren Raum in Ihrem Leben einnehmen.

215

Auf Knopfdruck glücklich

Drücken Sie Mittelfinger oder Daumen beider Hände in die empfindlichen Stellen direkt unterhalb des Wangenknochens und verharren Sie in dieser Position zirka 90 Sekunden. Schauen Sie anschließend in den Spiegel: Sie werden entspannte, glückliche Gesichtszüge und ein heiteres Lächeln sehen. Im Unterschied zur oftmals gequälten und erzwungenen Lächelgrimasse der mit aller Gewalt positiv Denkenden, ist Ihres wirklich echt. Denn im Augenblick der Druckpunktmassage entspannen sich große Teile der Gesichtsmuskeln. Sie sind direkt mit den Hirnzentren verknüpft, die für unsere Glücksgefühle verantwortlich sind.

BioTUNING-Reflektion

Sitzen Sie bequem auf einem Stuhl. Wer möchte, kann auch in der Muskelbalance 12 knien (siehe Seite 116, Kapitel Bewegung). Wählen Sie eine Position, in der Sie

Vertiefen Sie sich öfter in die Dinge, die Sie anstreben

sich leicht zehn Minuten lang wohlfühlen, aber nicht einschlafen.

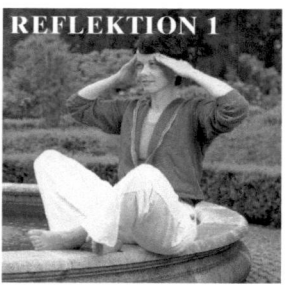

REFLEKTION 1: Lockern Sie Ihre verspannte Stirn, indem Sie mit dem Mittelfinger beider Hände von der Stirnmitte bis zur Schläfe und dann leicht nach unten streichen. Stellen Sie sich dabei vor, wie der Streß nach unten zum Bauch abfließt.

REFLEKTION 2: Dann legen Sie Ihre Hände um den Kopf und bewundern die gewaltige Organisations- und Vernetzungsarbeit, die Ihr Gehirn gerade leistet. Wünschen Sie sich einen bestfunktionierenden Hormonhaushalt.

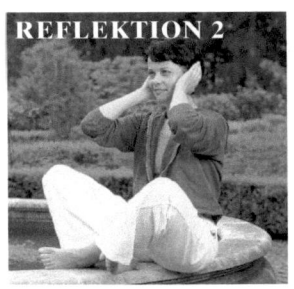

REFLEKTION 3: Gleiten Sie mit den Händen zur Schläfe und zur Wange. Verfolgen Sie gedanklich, wie die Augenmuskulatur die geschmeidige Linse auf alle Entfernungen scharfstellen kann; wie Ihre Ohren gut durchblutet werden, leiseste Töne bis in hohe Frequenzen wahrnehmen und Ihr Gleichgewichtssinn hellwach ist. Ihre Nase ist frei, Sie bekommen wunderbar Luft, wärmen und säubern sie. Ihre Zähne sitzen ganz fest und sind hart und gesund.

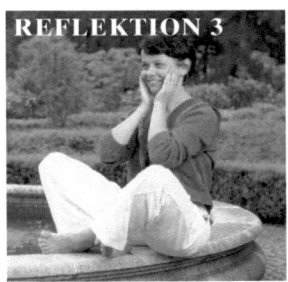

REFLEKTION 4: Dann gleiten Ihre Hände seitlich zum Hals. Sie spüren Ihre einwandfrei funktionierende Schilddrüse, Ihre Schluckbewegungen und den dabei arbeitenden Kehlkopf.

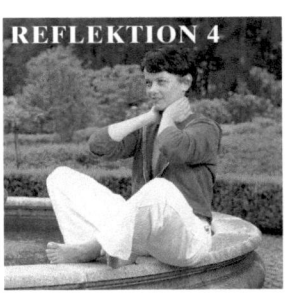

REFLEKTION 5: Bewegen Sie Ihre Hände zum oberen Teil der Brust. Ihre Lungen füllen sich mit Sauerstoff und das Blut transportiert ihn ab. Die Abfallgase werden ausgeatmet.

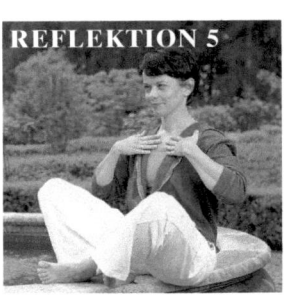

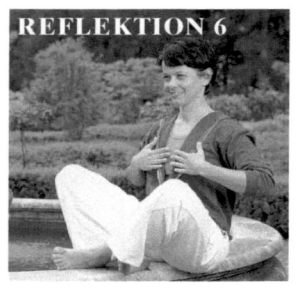

REFLEKTION 6: Ihre Hände gleiten tiefer, Ihre Gedanken sind nun beim Herzen, diesem Ausdauermuskel, der unermüdlich für Sie arbeitet. Das Herz ist stark, geschmeidig und frei von Ablagerungen und Verspannungen. Jetzt spüren Sie Ihr Zwerchfell, den Haupt-Atemmuskel, der wie eine Kuppel in Ihrem Brustraum liegt. Auch er ist voller Kraft und elastisch.

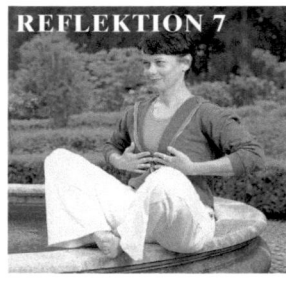

REFLEKTION 7: Ihre Hände gleiten tiefer zu den Rippenbögen. Rechts liegt die Leber, wo Gifte in harmlose Substanzen verwandelt werden und die verdaute Nahrung weiterverarbeitet wird. Die Speiseröhre verläuft durch das Zwerchfell und mündet in den Magen, der unsere Nahrung für den Körper verwertbar macht. Der Speisebrei gelangt in den Dünndarm, von wo aus alle guten »Baumaterialien« an die wichtigen Orte gelangen. Links liegt die Milz. Sie beseitigt verbrauchte rote Blutzellen und stellt weiße für das Immunsystem her.

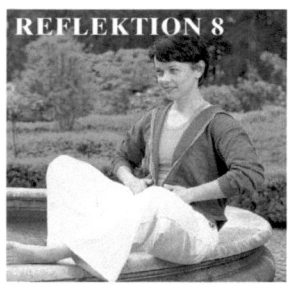

REFLEKTION 8: Sie legen die Hände auf Ihren Unterbauch. Im Dickdarm wird das Wasser entzogen, so daß nur noch der Abfall zum Ausscheiden liegenbleibt. Dann sind Sie frei von allem Unrat. Die Darmflora mit ihren Billionen von Kleinstlebewesen befindet sich in perfekter Symbiose mit Ihrem Körper. Sie alle

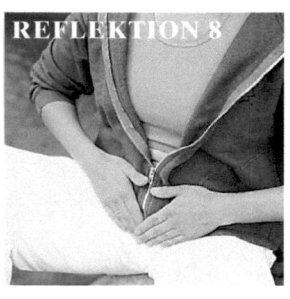

tun, was ihren Aufgaben entspricht. Ihre Geschlechtsorgane sind in bestem Zustand.

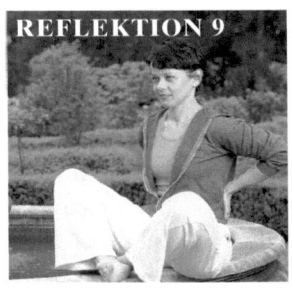

REFLEKTION 9: Nehmen Sie die Handflächen nach hinten zu den Nieren. Diese Hochleistungsfilter säubern Ihr Blut und trennen Nützliches von Abfallstoffen. Was nicht gebraucht wird, scheiden Sie über die Harnwege aus.

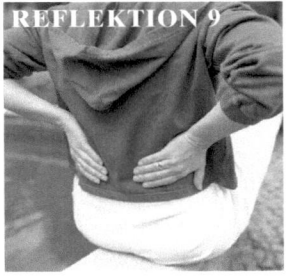

REFLEKTION 10: Nun streichen Sie entlang der Arme und Beine. Werden Sie sich Ihrer Knochen bewußt. Sie sind fest, biegsam und enthalten genügend Wasser und Mineralien. Ihre Knorpel sind gesund, die Gelenkgeometrie stimmt. Ihre Wirbelsäule mit den Bandscheiben ist in gutem Zustand.

»Fahren« Sie mehrmals an Armen, Beinen und Rumpf entlang. Spüren Sie Ihre kräftigen und elastischen Muskeln mit ihren zahlreichen Kraftwerken zur Fettverbrennung. Im Körperinneren verzweigt sich das Gefäßsystem – große Rohre bis hin zu den kleinsten Haargefäßen. Das Blut führt alles mit sich, was die Zellen brauchen, vor allem jede Menge Sauerstoff.

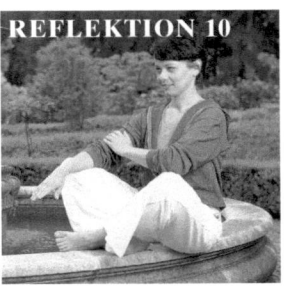

Ihre Gefäße sind frei von Ablagerungen. Ihr Nervensystem ist ausgeglichen. Alle Reize werden schnell und deutlich weitergegeben.

Die Haut ist der Spiegel Ihres inneren Zustands; sie ist geschmeidig und läßt Schad-

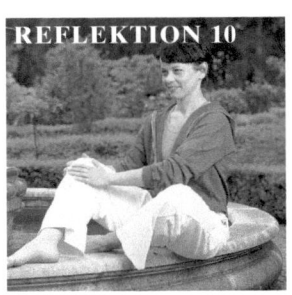

stoffe erst gar nicht hinein. Sie befinden sich im Einklang mit Ihrem Körper. Alle Zellen helfen sich gegenseitig und erneuern sich ständig. Sagen Sie ihnen, daß Sie gesund bleiben und wie alt Sie werden möchten.

Zum Schluß bedanken Sie sich bei Ihren 60 Billionen Zellen. Bitten Sie diese, weiter so gute Arbeit zu leisten, und versprechen Sie ihnen, sie dabei zu unterstützen.

Offen für neue Erkenntnisse?

Die Tatsache, daß Gedanken oder Glaube unsere Gesundheit, also den Körper beeinflussen, ist immer noch umstritten. Die einen wissen um diese Wirkung, die praktische Medizin verbannt sie in die Ecke des Hokuspokus. Andererseits gibt es dafür in der Schulmedizin sogar einen Namen: Placeboeffekt, das heißt Einbildungseffekt. Man weiß, daß einfache Zuckerpillen, von denen der Patient glaubt, es seien hochwirksame Medikamente, statistisch signifikante Änderungen seines Zustandes bewirken.

Versuchen wir noch von einer anderen Seite den Zusammenhang von Körper und Geist zu veranschaulichen: Was glauben Sie, wie groß ein Mensch wäre, bei dem alle kleinsten Teilchen, aus denen er besteht, wie Atomkerne und Elektronen ohne Abstände zusammengedrängt wären. So groß wie ein Fußball, ein Tennisball oder eine Murmel? Die richtige Antwort lautet: Er mißt im Durchmesser nur noch ein tausendstel Millimeter! Unser Körper ist also letztlich ein Energiefeld. Da Gedanken auch eine Form von energetischen Schwingungen sind, liegt es nahe, daß Sie das Energiefeld des Körpers mit ihnen beeinflussen können. Die Materie, unser Körper, kommt nur dadurch zustande, daß die kleinsten Teilchen, aus denen wir bestehen, in Hochgeschwindigkeit umherflitzen. Sie kennen diesen Efjekt vom Ventilator. Steht er, können wir hindurchgreifen. Rotiert er schnell, wird er zur Wand.

Spektakulär sind auch die Erkenntnisse eines japanischen Forschers, der in fünfzehnjähriger Arbeit nachgewiesen hat, wie Informationen die Eigenschaften des Wassers verändern. Er zeigte mit Hilfe der Fototechnik, daß Wasser, welches unterschiedlichen Einflüssen wie Musik oder Gedanken ausgesetzt wird, typisch anders auskristallisiert. Es »verhält« sich also entsprechend der gegebenen Information. Was läßt sich daraus schließen? Mit dem Menschen, der zu zwei Dritteln aus Wasser besteht, könnte es sich doch ähnlich verhalten. Oder?

Diese Fakten und Schlußfolgerungen werden Ihnen vielleicht zunächst fremd erscheinen. Aber denken Sie daran, daß die öffentliche Meinung und der Wissensstand der Allgemeinheit bis

Machen Sie sich bewußt, daß die Wahrheit von heute der Irrtum von morgen ist

zu fünfzehn Jahre oder länger dem Stand modernster wissenschaftlicher Erkenntnisse hinterherhinken. All die beschriebenen Zusammenhänge sind in der modernen Naturwissenschaft, wie zum Beispiel der Quantenphysik, längst akzeptiert und Arbeitsgrundlage.

BioTUNING: Übernehmen Sie selbst die Verantwortung

Mit Kenntnis der gezeigten Hintergründe des BioTUNING können Sie Ihre Einstellung gegenüber Krankheit und Gesundheit, Kummer und Glück verändern. Sie selbst entscheiden über Ihr Leben und übernehmen die Verantwortung, statt sie aus-

Übernehmen Sie das Steuer und entscheiden Sie selbst, wer Ihnen wann helfen soll

schließlich an Ärzte, Heilpraktiker oder andere Therapeuten abzugeben. Sie suchen die Ursachen bei sich und schieben sie nicht nur auf Veranlagung oder äußere Einflüsse ab. Sie allein bestimmen durch Ihr Verhalten und Ihre täglich getroffenen Entscheidungen über Ihr Leben. Wenn Sie hier Neuland betreten, ist diese Phase natürlich nicht leicht. Aber wollen Sie zurück? Von jetzt an fragt immer eine Stimme, ob dieses oder jenes richtig ist. Es sei denn, Sie verdrängen Ihre neuen Erkenntnisse.

Haben Sie sich erst mit Ihrem neuen Informationsstand angefreundet, werden Sie immer sicherer darin, Zusammenhänge richtig einzuschätzen. Was zunächst wie eine unüberwindbare Wand erscheint, wird sich Stück für Stück in eine leicht begehbare Treppe verwandeln.

Im alten China waren die Ärzte in erster Linie Ratgeber. Sie wurden bestraft oder nicht entlohnt, wenn Ihre Patienten krank wurden. Sie lehrten den ihnen Anvertrauten die richtige Art und Weise zu leben, heute würde man von vorbeugender Medizin sprechen. Dieses Wissen müßte eigentlich Unterrichtsstoff in jeder Schule sein. Millionen von Menschen wären nicht krank und unglücklich. Milliardenbeträge an Krankenkassenkosten würden jährlich gespart. Letztlich können nur Sie selbst dafür sorgen, daß Sie wieder gesund und glücklich werden. Wir Ärzte und Therapeuten können Ihnen auf diesem Weg nur helfen, indem wir Ihnen erklären, wie alles zusammenhängt.

Was Sie letztlich tun, ist Ihre Entscheidung. Es ist Ihr Leben.

WERDEN SIE ZUM BIOTUNER

»Wissen ist unnütz, bis es getan wird«,
sagen die Chinesen.
Und: »Die längste Reise beginnt mit dem
ersten Schritt.«
Also tun Sie mit dem, was Sie nun wissen,
den ersten Schritt!

So motivieren Sie sich

An diesem Punkt entscheiden Sie, ob all das, was Sie nun wissen, Theorie bleibt oder sich positiv auf Ihr zukünftiges Leben auswirken wird, indem Sie aktiv werden. Dennoch, all die Hintergründe und Zusammenhänge sind Basis Ihrer Motivation. Sie werden nur Dinge tun und Gewohnheiten verändern, wenn Sie wissen, warum diese so wichtig für Ihr ganzes Leben sind und welche Chancen darin liegen.

BioTUNING: die Balance zwischen Wollen und Können

BioTUNING liefert Ihnen die Mittel und Methoden, Ihre geistigen und körperlichen Abläufe einzustellen und fein aufeinander abzustimmen. Sie müssen nicht alle Punkte der BioTUNING-Strategie gleichzeitig umsetzen. Nehmen Sie sich nicht zuviel auf einmal vor!

Von all den beschriebenen Möglichkeiten nur eine zu ändern, bedeutet schon einen deutlichen Fortschritt in Richtung Ihrer Ziele. Gönnen Sie sich, ein Mensch mit Gefühlen, Launen und Inkonsequenzen zu sein *Bleiben Sie entspannt beim Umsetzen Ihrer Entscheidungen* und kein Roboter, bei dem es ausreicht, eine Platine auszutauschen. Akzeptieren Sie, daß es Punkte im BioTUNING gibt, die vielleicht gut für Sie wären, die Sie aber niemals umsetzen wollen. Basta! Das ist auch gar nicht schlimm, denn es gibt viele andere, die Ihnen besser liegen. Und es gibt aufgrund von nicht änderbaren Gegebenheiten wieder andere, deren Umsetzung einfach nicht möglich ist. Auch das ist in Ordnung. Es wird immer Tage geben, an denen Sie mit Lust oder schlechter Laune in alte Muster zurückfallen.

Na und? Morgen beginnt ein neuer Tag.

Ausschlaggebend für Ihr Leben, Ihr Glück und Ihre Gesundheit sind nicht die Ausnahmen, sondern der Alltag. Sie werden gar nicht anders können, als das Erfahrene immer mehr umzusetzen. Warum? Weil Sie jetzt zu viel wissen. Sie können diese Informationen höchstens verdrängen oder versuchen, sie zu vergessen. Was Ihnen aber schwerfallen wird!

Die lieben Gewohnheiten

Unsere jahrelang gehätschelten und gepflegten Gewohnheiten sind der größte Gegner jeder Änderung. Aber Gewohnheiten haben andererseits die tolle Eigenschaft, sich durch neue ablösen zu lassen. Und dann

Beherrschen Sie die Gewohnheiten, dann beherrschen Sie das Leben

sind sie unsere stärkste Hilfe. Wer die Gewohnheiten beherrscht, beherrscht das Leben. Es dauert etwa vier Wochen, bis neue Verhaltensweisen zu vorerst zwar noch schwachen, aber immerhin spürbaren Gewohnheiten geworden sind. Bleiben Sie am Ball!

Wissen, warum man etwas tut oder läßt

Vereinfacht ausgedrückt, läßt sich das menschliche Verhalten auf zwei Motive reduzieren. Wir tun das, wobei wir uns gut fühlen, und lassen das, wobei wir uns schlecht fühlen. Wohlgemerkt: fühlen! Das hat nichts, aber auch gar nichts mit dem Kopf und Logik zu tun. Deswegen rauchen ja viele Ärzte, obwohl sie ihren Patienten von morgens bis abends erklären, warum das so schädlich ist.

Und wie erreichen Sie jetzt, daß Sie sich gut bei den Verhaltensweisen fühlen, die Sie sich angewöhnen möchten? Indem Sie das Wissen um die Vorteile des neuen Verhaltens mit guten Gefühlen und die alten Verhaltensweisen, die Sie ablegen wollen, mit schlechten Gefühlen verknüpfen.

Beispielsweise beim Rauchen. Gegen die Angewohnheit, in der Pause gemütlich zum Kaffee eine Zigarette zu rauchen, sich mit Arbeitskollegen dabei nett zu unterhalten und sich wohl zu fühlen, kommt das Wissen um Teer in der Lunge und schädliches Nikotin nicht im Ansatz an. Verknüpfen Sie also das Rauchen mit schlechten Empfindungen. Achten Sie auf Ihren morgendlichen Husten, auf überfüllte Aschenbecher, gelbe Finger und stinkende Vorhänge. Vertiefen Sie sich in die Vorstellung, als Nichtraucher einen nach Nikotin riechenden Menschen küssen zu müssen. Besorgen Sie sich realistische Darstellungen einer geöffneten und teiloperierten Raucherlunge, eines absterbenden Raucherbeins oder lassen Sie sich erzählen, was bei Kehlkopfoperationen passiert. Dann vertiefen Sie sich in das Gefühl, endlich den Kollegen davonjoggen zu können. Spüren Sie, wie frisch Ihr Atem ist, wie tief Sie

Verknüpfen Sie gewünschte Verhaltensweisen mit positiven Gefühlen und die abzustellenden mit negativen Gefühlen

durchatmen können. Wie Ihre Geschmacksnerven aus der Betäubung und in Ihnen neue Lebensgeister erwachen. Wie gut es Ihnen tut, nicht mehr schwächlich schlechten Angewohnheiten ausgeliefert zu sein, sondern über sich selbst bestimmen zu können. Auf diese Weise hören Sie automatisch auf zu rauchen. Der 1. Januar als Beginn eines neuen Lebens hat ausgedient. Diese einfache Strategie können Sie auf alles anwenden, was Sie ändern möchten.

Die Magie der Zeit

Setzen Sie alles, was Sie sich vornehmen, innerhalb der ersten 72 Stunden um. Unbedingt. Sonst geht die Chance es umzusetzen gegen null.

Machen Sie sich bewußt, daß anders essen und denken keinen zusätzlichen Zeitaufwand benötigen. Vielleicht dauert es in der Umstellungsphase etwas länger, wie alles Neue, aber das geht schnell vorbei.

Natürlich gehen 45 Minuten Laufen oder 10 Minuten Dehnkräftigung von Ihrem Tag ab. Aber haben Sie schon mal überlegt, was Sie an Zeit einsparen, weil Sie effizienter denken und arbeiten können, und wie viele Arztbesuche oder mögliche Krankenhausaufenthalte Sie aus Ihrem Lebenszeitkonto streichen können. Und wieviel Zeit Sie gewinnen, wenn Sie 10 Jahre länger leben? Ziehen Sie die eingesetzten fünf Stunden pro Woche 30 Jahre lang ab, das sind knapp 10,5 Monate. Das bedeutet einen fast 35fachen Zeitgewinn! Fazit: Aktivitäten dieser Art bedeuten einen Gewinn an Zeit und keinen Verlust.

Lebenszeitkonto

Soll	Haben
Zeiteinsatz 10,5 Monate	Lebenszeit
	10 Jahre zusätzlich gewonnene Lebenszeit
	Lebenszeit + 9 Jahre und 1,5 Monate

Der besondere Trick

Kombinieren Sie neue Aktivitäten mit alten Gewohnheiten. Das hat den doppelten Vorteil, keine zusätzliche Zeit zu vergeuden und die Regelmäßigkeit der alten Gewohnheit auf die neue zu übertragen.

Dehnen Sie beispielsweise Ihre rückwärtige Beinmuskulatur morgens am Waschbecken, während Sie sich drei Minuten lang die Zähne putzen.

Knien Sie während der 15 Minuten, die Sie frühstücken.

Bewegen Sie sich auf Ihrem Heimtrainer während des abendlichen Fernsehkrimis. Das hält Sie ganz nebenbei davon ab, in jeder Werbeunterbrechung an den Kühlschrank zu pilgern.

Setzen Sie durch geschicktes Einteilen nur ein Minimum an Zeit ein und profitieren Sie dadurch maximal vom Zeitgewinn

Das Vertrauen in die Anpassungsfähigkeit Ihres Körpers

Vergegenwärtigen Sie sich immer wieder, daß alles, wirklich alles in und an Ihrem Körper verändert werden kann. Sogar die Knochen, die festesten Bestandteile, passen sich an und sind formbar.

Finden Sie sich nicht damit ab, wenn Sie Ist-Zustände als endgültige Urteile verkündet bekommen. Nehmen Sie Ihre momentane Verfassung als Ausgangspunkt, von dem aus Sie Ihre Gesundheit steigern wollen. Egal, ob es sich um eine Fehlstellung der Wirbelsäule, nicht funktionierende Verdauung oder ein angeblich kürzeres Bein handelt, dessen Hüftgelenk nur aus seiner vorgesehenen Position verrutscht ist. Vertrauen Sie darauf, daß der

Sie können so gut wie alles an Ihrem Körper ändern, wenn Sie nur wollen

Körper auf Reize, die seinen Zustand zum Besseren verändern, gerne so schnell wie möglich reagiert.

Wie die Reize genau beschaffen sein müssen, sagt Ihnen die vorliegende BioTUNING-Anleitung.

So fangen Sie an

Die Kenntnis der Zusammenhänge ist Voraussetzung dafür, Ihre eigene Vorgehensweise festzulegen. Wenn Sie merken, daß Sie im Laufe der Zeit nicht mehr so konsequent die gesetzten Ziele verfolgen, lesen Sie die entsprechenden Passagen erneut. Vergegenwärtigen Sie sich die biologischen Zusammenhänge.

So wie Sie die Bedienungsanleitung Ihres Videorecorders nachschlagen, wenn Sie vergessen haben, wie bestimmte Funktionen einzustellen sind.

Stellen Sie Ihren Ist-Zustand fest

Machen Sie eine Bestandsaufnahme Ihres Körpers. Diese sollte jedoch wesentlich mehr Parameter erfassen, als beispielsweise die gängigen ärztlichen Check-ups enthalten. Der BioTUNING-Lebensindex wurde speziell dafür entwickelt, auch die Werte zu ermitteln, die weit im Vorfeld konkreter Erkrankungen oder Gesundheitseinschränkungen negative Tendenzen einleiten. Denn wenn der Tumor bereits getastet werden kann oder Blutwerte krankhafte Ergebnisse aufweisen, kann wertvolle Zeit verloren sein. Eine chinesische Lebensweisheit lautet: Beseitige das Übel, wenn es noch klein und zart ist. Deswegen enthält der BioTUNING-Lebensindex viele Werte, denen oft noch keine Bedeutung beigemessen wird oder die noch nicht als Routineparameter eingesetzt werden; deren längerfristige Auswirkung Sie aber nicht ernst genug nehmen können. Möchten Sie zunächst auf diese umfassende Bestandsauf-

Verordnen Sie sich eine TÜV-Untersuchung. Aber nicht nur die minimale, die gerade die amtlichen Auflagen erfüllt

nahme verzichten, so gehen Sie zu Ihrem Arzt. Lassen Sie ihn alle Untersuchungen durchführen, die er für wichtig hält, um Ihren Gesamtzustand bestmöglich einzuschätzen. Nähere Informationen zum BioTUNING-Lebensindex erhalten Sie im Anhang.

Planen Sie Ihr Ziel: Den Soll-Zustand

Setzen Sie sich mit den einzelnen Parametern Ihrer Bestandsaufnahme auseinander. Lassen Sie sich die Werte erklären, wie sie zustande kommen und welche Bedeutung sie haben. Legen Sie fest, in welchem Zeitraum Sie die nächste Bestandsaufnahme machen möchten, um Ihre Fortschritte zu überprüfen. Empfehlenswert sind 6 Monate. Es sei denn, Sie haben bedrohliche Dinge entdeckt, die eine kurzfristige Überprüfung verlangen. Bitte beachten Sie immer, besonders aber in diesem Fall, daß Sie natürlich gleichzeitig die vom Arzt Ihres Vertrauens eingeleiteten Therapien befolgen.

Wenn Sie zunächst ohne die Hilfe des BioTUNING-Lebensindex vorgehen, fügen Sie bitte zumindest diese Parameter dem ärztlichen Check-up hinzu: Gewicht, Fettgehalt, Zustand Ihrer Haut, Fotoaufnahmen nackt von der Seite, von vorne und von hinten. Ihre Haut und die äußere Erscheinung sind ein Spiegel Ihrer inneren Gesundheit.

Legen Sie Ihren Soll-Zustand in möglichst vielen Einzelheiten fest

Positive Veränderungen dieses Bildes zeigen Ihnen objektiv wahrnehmbar, daß Sie auf dem richtigen Weg sind.

Das Ziel: Muskulatur im Gleichgewicht

Jede neue Bewegung, jedes Dehnen oder Strecken trägt dazu bei, daß Sie Ihre Bewegungsmöglichkeiten wieder vergrößern. Die Chance, Einseitigkeiten abzubauen, damit Gelenke »wieder richtig laufen«, ist inbegriffen. Machen Sie Gymnastik, Stretching, Rückenschule oder ähnliches. Fragen Sie aber ruhig nach der Ausbildung der Übungsleiter. Möchten Sie die Vorteile des speziell entwickelten ReiYoga nutzen, beginnen Sie mit den 12 Balance-Übungen.

Wenn Sie längere Zeit untätig waren, üben Sie vorsichtig und mit Gefühl zunächst dreimal wöchentlich zirka 5 Minuten. Suchen Sie sich die drei Übungen heraus, die Körperbereiche ansprechen, die Ihnen bereits Schwierigkeiten bereiten. Schon nach kurzer Zeit werden Sie Fortschritte im Übungsablauf und eine Verbesserung Ihres Zustandes bemerken. Denken Sie daran, mindestens 30 Sekunden in der Dehnung zu verharren. Dehnen Sie immer in einen leichten Schmerz

Nehmen Sie sich zunächst höchstens die Hälfte der Übungen vor, die Sie in Ihrem Plan festlegen

hinein, der aber gut auszuhalten sein muß und vielleicht an einen Muskelkater erinnert. Oft ist er identisch mit dem Schmerz, der Sie im Alltag belästigt. Bald können Sie pro Tag 2, 3 oder 4 Übungen absolvieren. Dann haben Sie alle 12 Übungen einmal wöchentlich erfaßt. Ziel ist, täglich in 15 Minuten alle 12 Positionen einzunehmen.

Möchten Sie die Balance-Übungen und weitergehende Bewegungsfolgen in kleinen Übungsgruppen unter Anleitung oder im Einzelunterricht durchführen, finden Sie Kontaktadressen am Ende des Buches.

ÜBUNGSPLAN: MUSKULATUR IM GLEICHGEWICHT

Anzahl der Übungen (in Klammern: Zeiteinsatz in Minuten)

MO	DI	MI	DO	FR	SA	SO
	Frei		Frei		Frei	Frei
1 (5)		1 (5)		1 (5)		
2 (8)		2 (8)		2 (8)		
3 (9)		3 (9)		3 (9)		
4 (12)		4 (12)		4 (12)		
Balance 1 – 4		z. B. Balance 5 – 12		Balance 9 – 12		

Suchen Sie sich in der 1. Woche drei Übungen heraus, die Ihre Problemgelenke behandeln. Lassen Sie sich Zeit zum Kennenlernen der Positionen. In der 2. Woche nehmen Sie drei neue hinzu. Nun geht das Ansteuern schon schneller. In der 3. Woche nehmen Sie wieder drei hinzu, in der 4. Woche die letzten drei. Falls Ihnen das zu schnell geht, lassen Sie sich immer 2 Wochen Zeit, bevor Sie neue Übungen in Angriff nehmen. Wenn Sie einmal wöchentlich alle 12 Übungen absolvieren, beginnen Sie, so wie Sie möchten, die vorher freien Tage zu belegen.

Sie können beispielsweise Mo. und Di. sowie Do. und Fr. belegen und Mi. sowie Sa. und So. freilassen. Später üben Sie an den Wochentagen und setzen nur am Wochenende aus. Schon wenn Sie viermal wöchentlich alle 12 Übungen in ca. 15 Minuten absolvieren, werden Sie ein völlig neues körperliches Wohlgefühl genießen. Entscheiden Sie selbst, ob Sie Ihr Pensum auf tägliches Üben steigern möchten.

ÜBUNGSPLAN: AUSDAUERBEWEGUNG

MO	DI	MI	DO	FR	SA	SO	
	5		5				Anfängerstufe je nach Trainings-zustand
	10		10				
	15		15				
	20		20				
	20		20	20			1. Steigerung Anzahl
	20		20	20	20		2. Steigerung Anzahl
	25		25	25	25		1. Steigerung Zeit
	↓		↓	↓	↓		
	45		45	45	45		

Beginnen Sie je nach Trainingszustand mit zweimal wöchentlich 5–20 Minuten. Ist dieses Pensum zur Gewohnheit geworden, nehmen Sie den dritten, später den vierten Tag hinzu. Anschließend steigern Sie die Trainingsdauer auf bis zu 45, wenn Sie möchten sogar auf 60 Minuten. Alle Zwischenlösungen sind denkbar. Zweimal wöchentlich hält Ihren Zustand. Alles, was darüber hinausgeht, bringt Sie in den positiven Bereich.

Das Ziel: stoffwechseloptimierende Ausdauerbewegung

Bevor Sie hiermit beginnen, sollten Sie Schmerzzustände mit den Balance-Übungen unter Kontrolle gebracht haben. Sind die Vorschädigungen so stark, daß ein schmerzfreier Zustand zunächst nicht herzustellen ist, sprechen Sie die von Ihnen gewählte Ausdauerbewegung mit Ihrem Arzt ab.

Beginnen Sie mit eher kurzen Einheiten, aber bleiben Sie regelmäßig »am Ball«

Haben Sie sich jahrelang nicht betätigt, beginnen Sie im Extremfall mit nur einer Minute. Aber fangen Sie an! Zunächst zweimal pro Woche, sobald möglich dreimal, später viermal. Montags, dienstags, donnerstags und freitags, wenn Sie an Wochentagen Zeit haben. Samstags und sonntags und noch einmal mittwochs plus Dienstag oder Donnerstag, wenn die Zeit unter der Woche eng ist. Lassen Sie keine Ausreden zu. Frühmorgens oder spätabends läßt sich immer ein halbes Stündchen finden. Es ist eine Frage der Wichtigkeit, die Sie Ihrem Stoffwechseltraining zugestehen. Ziel ist, sich viermal wöchentlich 45 Minuten im optimalen Herzfrequenzbereich aufzuhalten.

Das Ziel: Essen, das Ihnen gut tut

Überprüfen Sie anhand der Ausführungen im Text und der Ernährungsampel Ihre Eßgewohnheiten. Schreiben Sie eine Woche lang alles auf, was Sie zu sich nehmen: essen, trinken, rauchen und Snacks zwischendurch. Allein diese Bestandsaufnahme wird Ihre Einschätzung des eigenen Eßverhaltens objektivieren. Ordnen Sie Ihre Eßgewohnheiten den

Beginnen Sie mit kleinen Änderungen, am besten aus dem roten Ampelbereich

drei Ampelfarben zu und entscheiden Sie selbst, welche Dinge Sie steigern, reduzieren oder einfach weglassen möchten.

Wenn Sie möchten, nutzen Sie einen speziellen Bio-TUNING-Service. Notieren Sie alles auf einem genormten Wochenplan, den Sie uns zuschicken. Das BioTUNING-Service-Center macht Ihnen individuelle Vorschläge.

Beginnen Sie auch hier mit kleinen Veränderungen. Denn auch die längste Reise beginnt mit dem ersten Schritt. So wie Sie förderliche Gewohnheiten ausbauen, werden Sie

Meine Eß- und Trinkgewohnheiten

Woche vom _____ *bis* _____

	morgens	mittags	nachmittags	abends
Montag				
Dienstag				
Mittwoch				
Donnerstag				
Freitag				
Samstag				
Sonntag				

Bitte kopieren und an das BioTUNING Service-Center einschicken.
Adresse siehe Anhang

belastende reduzieren. Das leichtere Lebensgefühl, das bessere »Draufsein« wird Ihnen bald Lust auf mehr machen. Aber zwingen Sie sich zu nichts. Ist erst der Anfang gemacht, kommt der Rest wie von selbst.

Das Ziel: einfach »gut drauf sein«

Beginnen Sie auch hier mit kleinen Schritten. Beobachten Sie das Verhalten Ihrer Mitmenschen; sehen Sie, wer überall aneckt und sich das Leben schwer macht oder wer seine Ziele erreicht und dennoch bei allen beliebt ist. Stellen Sie sich neben sich und beobachten Sie aus

Säubern Sie neben Ihrem Körper auch täglich Ihre Gedanken

der Distanz Ihr eigenes Verhalten. Sie säubern täglich Ihren Körper, warum nicht auch Ihre Gedanken und Ihr Verhalten. Im Grunde weiß jeder instinktiv, was für ihn gut ist.

Dieses Gefühl, diese Einschätzung lassen sich trainieren, wie alles andere. Notieren Sie die Eigenschaften, die Sie intensivieren möchten genauso wie diejenigen, die Sie ablegen wollen. Überprüfen Sie diese Liste im Monatsrhythmus. Fragen Sie Vertrauenspersonen nach Ihren guten und schlechten Angewohnheiten. Fordern Sie konstruktive Offenheit. Vergleichen Sie deren Bild von Ihnen mit Ihrer eigenen Einschätzung.

Umgeben Sie sich mit Situationen, Menschen, Literatur, Wohnorten und einem beruflichen Umfeld, das Ihren Wünschen entspricht. Definieren Sie diese Bereiche möglichst exakt. Dies ist der erste Schritt zur Umsetzung. Ihr Unterbewußtsein wird geradewegs auf diese Ziele hinarbeiten. Sie werden sich automatisch Möglichkeiten und Rahmenbedingungen auswählen, die Sie Ihren Zielen näherbringen.

Legen Sie viel Wert auf Ihre geistige Entspannung. Lassen Sie los. Langes, tiefes Ausatmen beruhigt den Geist, verschafft Überblick und innere Sicherheit.

Entscheiden Sie sich noch heute für ein leichteres Leben und übernehmen Sie selbst die Verantwortung für Ihr Glück und Ihre Gesundheit.

Wir wünschen Ihnen dabei viel Spaß und viel Erfolg!

Mentalcheck

Eigenschaften, die ich ablegen möchte	*Eigenschaften, die ich haben möchte*

Beobachten Sie eine Zeitlang Ihre Umwelt und sich selbst. Notieren Sie alle fremden oder eigenen Eigenschaften, die Sie ablegen möchten oder die Sie sich angewöhnen möchten, und notieren Sie diese in der entsprechenden Spalte. Ist die Liste vollständig, ordnen Sie jede Spalte nach Wichtigkeit.

Beginnen Sie mit dem Ablegen der wichtigsten Unart und ersetzen Sie diese durch die wichtigste angestrebte Eigenschaft. Lassen Sie sich mit dem Abarbeiten Ihrer Liste Zeit und setzen Sie sich nicht unter Druck.

Die zwölf goldenen Regeln des BioTUNING

1. Essen und trinken Sie möglichst frische Lebensmittel mit hohem Wassergehalt.
   Kombinieren Sie Salate, Gemüse und Obst mit Getreideprodukten, Kartoffeln, Reis und hochwertigen Ölen.

2. Genießen Sie Fleisch-, Fisch- und Milchprodukte nicht im Übermaß.
   Setzen Sie diese als festliche Besonderheiten ein.

3. Schenken Sie Mikronährstoffen besondere Aufmerksamkeit. Vergleichen Sie Ihr Lebensgefühl mit und ohne Nahrungsergänzung.

4. Bewegen Sie sich so oft wie möglich 30, besser 45 Minuten im optimalen Herzfrequenzbereich.
   Minimum ist zweimal wöchentlich.
   Ziel: viermal pro Woche.
   Nachdem Sie Ihr Leistungsniveau erreicht haben, dürfen Sie auch täglich.

5. Dehnen, bewegen und kräftigen Sie in allen Richtungen und Gelenkstellungen, die möglich sind.
   Ziel: dreimal wöchentlich alle Ballance-Positionen.

6. Atmen Sie tief und bewußt.
   Gewöhnen Sie sich an, vor allem in sauerstoffreicher und sauberer Luft Ihre Lungen gut zu füllen.

7. Entscheiden Sie, was zu ändern ist.
   Setzen Sie Ziele. Überprüfen Sie diese regelmäßig.
   Korrigieren Sie falls notwendig und formulieren Sie neu.

8. Gewöhnen Sie sich die Wahrnehmung an, in Ereignissen das Gute zu sehen. Oder wie sie Negatives, dem sich überhaupt nichts Positives abgewinnen läßt, in Zukunft vermeiden können.

9. Betreiben Sie sogenannte Psychohygiene.
Suchen Sie sich bewußt Gedanken, Freunde und Umgebungen aus, die Ihren Zielen entsprechen und erstrebenswert für Sie sind.

10. Achten Sie auf ein gutes Gleichgewicht zwischen Arbeit und Erholung, zwischen Anspannung und Entspannung und auf genügend regelmäßigen Schlaf, den Sie mit möglichst leerem Magen beginnen sollten.

11. Vermeiden Sie Umweltbelastungen, wo immer das möglich ist. Ob Lärm, Abgase, schädliche Substanzen in der Nahrung, Kleidern und Kosmetik.

12. Minimieren Sie Ihre Belastungen durch Elektrosmog. Vor allem am Schlafplatz. Im Schlaf schaltet der Körper auf 10 Prozent seiner Abwehrbereitschaft gegenüber schädlichen Einflüssen herab.

Diese Ansprechpartner und Adressen helfen Ihnen weiter

BioTUNING Service … leichter leben

- Vorträge, Seminare, Anfragen
- Ernährungsberatung
- BioTUNING-Ernährungstest, Biologisches-Alter-Test
- Schmerztherapeuten
- ReiYoga Übungsgruppen und Privatunterricht

BioTUNING Service-Center
Louisenstraße 100
61348 Bad Homburg v. d. H.
Telefon: 06172-1395918
Fax: 06172-1395927
E-Mail: Infoservice@bio-tuning.com
Internet: www.bio-tuning.com

Die BioTUNING Autoren und die Verlage online

- www.drbracht.de
- www.innoventia.de
- www.fischerverlage.de
- www.reiyoga.de

BioTUNING hilft!

Das BioTUNING-Spendenprojekt von Dr. Petra Bracht

Das BioTUNING-Spendenprojekt versteht sich als gemeinnützige Hilfseinrichtung. Ziel ist die Unterstützung der Erforschung, Anwendung und Verbreitung naturheilkundlicher Therapien. Dazu gehören Aktivitäten wie Forschungsprojekte, Studien oder Veröffentlichungen ebenso wie die individuelle Finanzierungshilfe für Patienten, deren medizinische Versorgung mit nicht von den Krankenkassen übernommenen naturheilkundlichen Therapien zur Gesundung notwendig ist.

Alle Leser dieses Buches, die sich mit den beschriebenen Inhalten und anderen natürlichen Therapien identifizieren können und deren Verbreitung fördern möchten, sind aufgerufen, sich zu beteiligen. Spenden in jeder Höhe sind nötig und willkommen.

Petra Bracht sichert die Grundfinanzierung. Sie hat aufgrund ihrer nun 25-jährigen Erfahrung schon vor acht Jahren im Zuge der von ihr angewendeten orthomolekularen Ernährungsmedizin mit der Rezepterstellung von gesunden Nahrungsergänzungsprodukten begonnen, damit ihren Patienten bestwirksame Mikronährstoffe zur Verfügung stehen. Diese Rezepturen hat sie Herstellern zur Verfügung gestellt, woraus die Nahrungsergänzungsmittelreihe Activitan entstand. Als Gegenleistung werden aus dem Verkauf jeder Packung der diversen Produkte je 20 Cent an das BioTUNING-Spendenprojekt abgeführt.

Die eingehenden Gelder werden durch einen Wirtschaftsprüfer und Petra Bracht koordiniert sowie deren sachgemäße Verwendung geprüft und freigegeben. Näheres zu diesem Projekt und die Verwendung der Mittel finden Sie im Internet unter www.BioTUNING-hilft.de.

Die Activitan-Mikronährstoffe

Informationen über die Vitamin-, Mineralstoff- und pflanzlichen Eiweißpräparate sowie eine spezielle Produktlinie für Sportler erhalten Sie im Internet unter www.activitan.de.
Ihre Anfragen stellen Sie bitte an die E-Mail-Adresse: info@activitan.de.
Oder rufen Sie uns unter 09777 350 380 an. Wir sind montags bis donnerstags von 9.00 Uhr bis 17.30 Uhr und freitags von 9.00 Uhr bis 14.00 Uhr für Sie erreichbar.

Dank

BioTUNING gäbe es nicht ohne unsere Eltern, Familien, Kinder, Professoren, Lehrer, Freunde, Helfer und Kritiker. Unser besonderer Dank gilt all den Menschen, Patienten und Schülern, die uns das Vertrauen entgegenbrachten, an BioTUNING zu glauben und erst deswegen dessen Erfolg an sich möglich machen konnten.

Dank auch an alle diejenigen, die an der Fertigstellung des Buches beteiligt waren und uns auf all den Höhen und Tiefen begleitet haben.

Register